好孕湯療

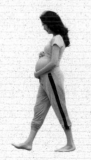 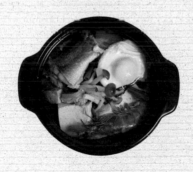 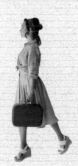

黃蘭媖

陪伴您順利走過人生中最重要的一段路

　　人口為組成國家的關鍵要素之一，更可說是最重要的核心部分，觀察一個國家人口的數量、結構、素質，以及分布情形，大抵可推估該國的經濟、教育、技術、文化、產能等國力狀況，職是之故，當前台灣已進入「少子女化、高齡化」的人力發展瓶頸，若不及時「維持人口合理成長」，不久的將來，台灣整體國家競爭力將會面臨嚴峻考驗，亟需政府與國人高度重視。

　　新世代年輕人面對高度競爭的工作環境，「遲婚」已是常見的社會現象，又因時代變遷、觀念更易，多數夫妻對於自身事業所投入的熱情，遠已超過往昔國人對傳宗接代使命的關注程度，致使不少夫妻在開始思考養兒育女的人生大事時，尚須面臨高齡懷孕的種種問題；而婦女從懷孕到產後期間，身體與心靈都有著莫大地變化，不少孕婦尚會出現身體不適及情緒問題，這些衝擊與改變會從懷孕初期一直持續到生產之後，而接下來哺育照顧新生兒的階段，對許多父母而言，更是一項艱困難眠的考驗，何況婦女產後身體較為虛弱，尚需適度調理，始能避免產後的健康問題，所幸我們數千年的中醫理論精華，正好提供從生育計畫、懷孕照顧、產後調理乃至育嬰養護等各階段的疑難解答，足以協助辛苦的爸爸媽媽們，順利地走過這段人生的重要旅程。

　　旺全謹此要特別感謝享譽國內外的婦科權威－黃蘭媖醫師，她在極為繁忙的醫療與教學工作裡，猶能基於對於民眾的關愛慈心，不辭勞苦地執筆《好孕湯療》乙書，協助諸多家庭克服對孕產的憂慮與恐懼，得以獲致甜蜜的生活幸福，在她專業且婉約的筆觸下，該書在過去初版問世時，即形成一股強大的熱帶氣旋，成為各大通路的經典暢銷書，足見黃醫師的素養與文筆廣受各界肯定與好評，本次《好孕湯療》增添了不少孕產新知，深信是每個計畫生育的家庭不可或缺的全方位孕產指南，透過該專書鉅細靡遺、圖文並茂地介紹解析，即便是新手爸媽，也能立即掌握孕產期間的照護技巧，另對生產前後的婦女而言，本書的最大特色，正是融入中醫博大精深的養身調理觀念，是眾媽媽們懷孕前後最不容錯過的照護寶典，諸如坐月子期間的調理；產後乳汁不通的改善方式；骨骼系統、泌尿道、腸胃道的照養祕訣；不孕的原因與檢查，乃至產後、小產的專業調理術等有關孕產的大小問題，均有豐富且完整地評析解說，同時輔以飲食作息、中醫調理等專業建議，均屬兼具深度與廣度的孕產百科，誠摯邀請您一起分享閱讀！

中醫師公會全國聯合會理事長
義守大學後中醫學系講座教授

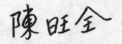 謹識

好孕必備的營養手冊

　　中國古代早有「醫食同源」的說法，這表示人類開始有醫療的時候，就已經有食療了。二千多年前所流傳下來的中醫經典《黃帝內經》中對於食療有云：「大毒治病，十去其六；常毒治病，十去其七；小毒治病，十去其八；無毒治病，十去其九；穀肉果菜食養盡之，無使過之，傷其正也。」，應該在用藥物除去大部分疾病之後，即用飲食的方式來調養正氣以祛盡餘邪，否則藥物將會在治病的同時，損及人體的正氣，不可不注意。「揉藥補食補於一爐」就是中醫最高學府，將湯譜、茶譜及中藥知識融會於日常生活中，在此書得以實踐。

　　曾經有病人拿著一本婦科的書送給我，他說：「醫生這書不錯，有關婦科的治療，本來想自己讀了，可以抓藥自己調理，可是我看了很久，還是看不懂，所以還是送給醫師您看吧」。所以一本書可以讓大家看得懂，才是最重要的。作為想懷孕或已懷孕的新手爸爸、媽媽們，可以此書為必備的營養手冊。本書看來簡單平易近人，容易上手，新手爸媽應該很高興擁有此書，在飲食上，調整身體應可得心應手。

　　不孕的原因很多，此書中西結合，除了必須尋求醫生專業治療外，也配合的湯療、茶療來調理身體。不管是否懷孕都要注重營養及每日攝取食物的適當性，如果不知如何選擇最好的食物，亦沒有認識自己需要的食物，是養生中的最大缺失，以中醫的知識配合西醫的營養學，可以讓我們每天吃進去的食物達到最高價值。對於食物的性味，比如水梨、西瓜性涼；荔枝、龍眼性熱，對於脾胃虛寒的人吃了西瓜、水梨，會胃脹難受。對於比較熱性體質的人，所謂肝火很旺的人，吃荔枝、龍眼就會口乾舌燥。像白菜、白蘿蔔等體寒的婦人吃多了容易白帶增多、了解食物瓜果等等的性質，就能學會均衡飲食，以免引發另一種疾病的發生。

　　謝謝此書的誕生，除了嘉惠未來的爸爸媽媽們，相信對於想調養身體的人是很需要的 。

中華民國中醫婦科醫學會理事長
聖元中醫診所 院長

鄭愛蓮

女性朋友自我保健的入門教科書

　　認識黃理事長的人都知道，她是一個古道熱腸、樂於分享又負有使命感的人，對於後進更是提攜不已。拜讀黃理事長蘭媖多年的臨床心血結晶後，不僅佩服她於家庭及診療業務繁忙之餘，竟然可以整理出這麼一本包羅萬象、精簡實用的婦女寶典，著實令我佩服。

　　女性因身體解剖構造與男性不同，而有經帶胎產的生理特點，經歷著伴隨而來的喜悅與煩惱。在中醫婦科門診，患者從年紀小至國小三四年級的小女生，大至白髮蒼蒼的阿婆，在醫師的診治及調理下，伴著她們走過笑中帶淚，身為女人的精彩一生。

　　孕產是婦女朋友一生中重要的課題，身為一位中醫婦科醫師，想告訴她們的叮嚀很多很多，但是總因門診時間有限，無法一一告知，而「好孕湯療」的出版不僅是醫師對婦女朋友自我保健的深度衛教，亦是剛入門中醫婦科初學者的入門教科書。書中巧妙的將身體的調理融入生活中，以簡單的藥膳將體質、節氣做最完美的結合，是廚房裡不可或缺的養生食譜，在居家自我照護上有著非常高的實用性，是一本值得推薦給婦女朋友的好書！

高雄市立中醫醫院院長

嚴秀娟

「用對調理方法」
成為安定療癒的力量，幫妳順利懷孕

我的第一本書《好孕，懷孕前就要做對的 3 件事！》出版後，受到廣大讀者的支持與喜愛，很多人因這本書不僅在體質上得到很大的改善，同時也去除了阻礙懷孕的不利因素而順利受孕。許多讀者在自己順利升格人母後，也購買了這本書贈與閨密，幫助她們順利成功懷孕。

這些年在我的門診中，高齡求診的女性有明顯增多的趨勢，因高齡懷孕流產率也相對增高。面對現實生活中種種不可逆的因素，一直以來，我總再三強調，要「用對調理方法」來備孕，因為只有方法對，才能讓高齡婦女不錯過受孕的殘餘時機；或是面對試管嬰兒的人工助孕時，能順利提升成功率，讓想要升格成為母親的機會，不再遙遙無期！

這本書除了延續了第一本書的中心思想外，也增加了在家就能簡單做出好喝又有效的助孕湯療，希望本書的出版，能為在想孕這條路上遭受挫折的人，帶來些許安定療癒的力量，讓陰霾早日散去，找到再出發的勇氣！

祝願所有想要懷孕的女性，都能在書中找到幸福的滋養能量，心想事成！

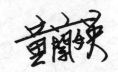

{目錄}

Part 1

選對食材做好湯，吃對食物讓你更好孕

Part 2

用一碗湯調對體質，改善生理期大小毛病更好孕
. . . .

030 排除器質性病變，針對九大體質的助孕湯療法
務必先解決生理上的種種問題，再進行體質調整才有效
透過症狀檢測，讓你更能瞭解自己的體質
九大體質的特徵＆助孕湯療法
1. 平和體質：【面色紅潤、精力充沛】
2. 氣虛體質：【元氣不足、疲乏氣短】
3. 陽虛體質：【容易怕冷、四肢冰冷】
4. 陰虛體質：【口乾舌燥、手足心熱】
5. 痰濕體質：【腹部肥滿、舌胎厚膩】
6. 濕熱體質：【面帶油光、易生粉刺】
7. 血瘀體質：【臉色晦暗、血氣不通】
8. 氣鬱體質：【不耐勞動、疲乏氣短】
9. 特稟體質：【容易過敏、鼻塞氣喘】

Part 5

小產＆產後的身體調養術
該怎麼為懷下一胎做準備？小產、產後的養護必學知識

門診實證篇
讓她們受惠良多的「高齡懷孕」、「對症療法」助孕實證大公開

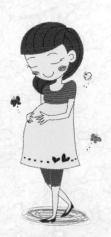

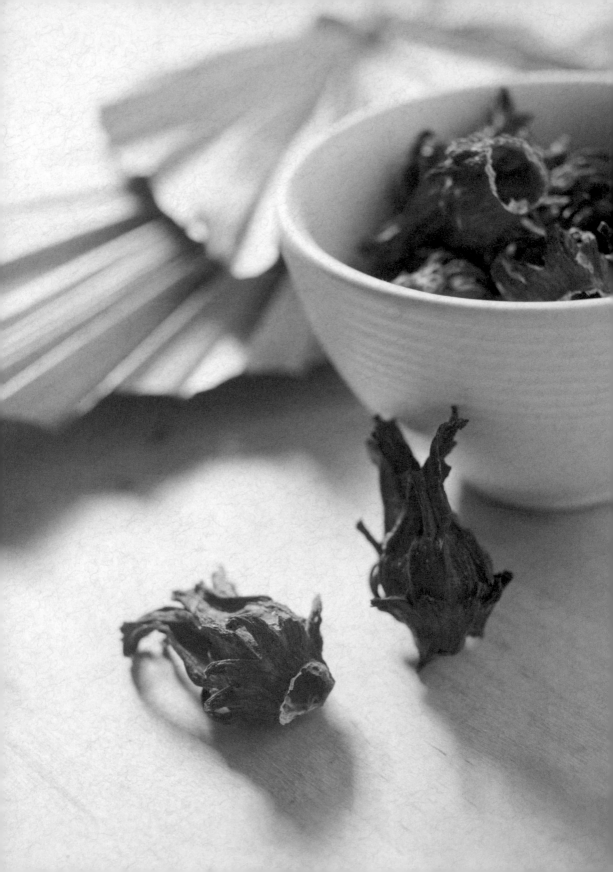

選對食材做好湯
吃對食物讓你更好孕

中醫在食療藥膳方面獨樹一格，《黃帝內經》的養生原則，

就是因天之序，順應四時。

而食物味道各異，對應人體的各個臟腑並產生功效，

根據季節選擇適當的食物種類，

以及按照個人陰陽氣血狀況不同有所調整，

進行湯療前，必須先全面瞭解食物性質，

才不會誤踩雷區。

不可不知！進行湯療前，必須先掌握食物屬性與身體的對應關係

　　食物味道各異，正好對應人體各個臟腑並產生功效，進行湯療前，全面瞭解食物性質，根據季節選擇適當食物，才不會吃錯反而更傷身！

先瞭解與健康息息相關的食物，「五性」是基本

　　食物的「寒、涼、平、溫、熱」五種類型，是指當我們吃進身體後，對人體所產生的反應做為歸納，而非一般烹調上以溫度的冷熱做判別。以下歸納出食物屬性對身體的健康作用。

五性	代表食物	協同作用&健康效果
熱	【五穀雜糧】高粱、糯米、核桃、松子【蔬菜類】韭菜、洋蔥、蘆筍、甜椒、茼蒿、南瓜【水果類】石榴、櫻桃、荔枝、龍眼【肉類】羊肉、牛肉、雞肉【海產類】鮑魚、帶魚、黃魚、龍蝦、海參【其他】小茴香、大蒜、生薑、蔥、山楂、玫瑰花	❶溫熱食物多半具有溫陽和散寒作用。所以能溫暖身體。 ❷促進氣血循環，改善寒冷。 ❸屬於容易上火或是燥熱者不要攝取過多。
溫	【蔬菜類】紅蘿蔔【肉類】羊肉【其他】胡椒、桂皮、乾薑、吳茱萸、肉桂、生薑、黑麻油、辣椒	❶可以改善冰冷的問題。 ❷溫熱身體的效果佳，具有助陽補火、補中益氣等作用。
平	【五穀雜糧】黃豆、紅豆、花生、腰果、開心果、蓮子、黑芝麻【蔬菜類】芋頭、番薯、馬鈴薯、大頭菜、花椰菜、紅蘿蔔、黑〈白〉木耳、香菇【水果類】葡萄、檸檬【肉類】雞肉、豬肉、鵝肉【海產類】蝦、泥鰍、鰻魚【其他】蜂蜜、牛奶、豆漿、蛋黃	❶性質溫和，適合所有人食用。而平性食物可與其他食材互相搭配。 ❷任何季節都可以食用。 ❸常吃也很安全的食材。
涼	【五穀雜糧】小米、小麥、蕎麥、薏苡仁、綠豆【蔬菜類】茄子、冬瓜、絲瓜、白蘿蔔、芹菜、莧菜、菠菜、豌豆、蘑菇【水果類】梨、甜瓜、蘋果、鳳梨、椰子、草莓、柑橘、枇杷、芒果、木瓜【其他】豆腐、鴨蛋、雞蛋白、白麻油、乳酪	❶寒涼食物多半具有清熱、瀉火和解毒的作用。對生理機能具有鎮靜及清涼消炎的作用。 ❷適合熱性體質者，可改善失眠、腫脹。
寒	【蔬菜類】竹筍、生菜、苦瓜、蓮藕、茭白筍、空心菜【水果類】甘蔗、番茄、西瓜、香蕉、柿子、桑椹、楊桃【肉類】鴨肉【海產類】海蜇、海帶、海藻、螃蟹、蛤蜊【其他】茶、果汁、各式冰品	❶具清熱解毒、通便除燥濕。 ❷有調解或降低體溫的功效、緩解發燒。 ❸身體屬於寒冷者，不可攝取過多。

食物「五味」怎麼分辨？吃對五味食物對身體有哪些作用？

　　食物的「五味」包括：酸、辛、苦、鹹、甘。其中酸性食物有助於生津止渴，對於強化肝臟功能運作，也有一定的效果；辛味食物，具有促進血氣運行、增強心臟以及氣血作用，例如生薑就能驅散身體裡的寒邪，改善冬天手腳冰冷的現象；苦味食物，則具有消暑瀉火，對於清熱解毒也有一定的效果；鹹味食物，對排泄系統有很大有效用，並可保健養顏、抗老、防癌。甘味食物，有補養脾胃、調節新陳代謝、脾胃消化吸收的功效。

　　以中醫的陰陽學說為基礎，在平常的飲食中，就應均衡吃進各種味性食物，讓我們的身體獲得滿足，如此一來，在人體機能的運作上，也會有不同的作用。

五味	代表食物	協同作用&健康效果
酸	檸檬、梅子、柳橙、柚子、芒果、葡萄、桃子、李子、奇異果	❶具養肝強肝作用。一旦肝氣循環代謝良好，不但可以防範肝臟方面疾病，平日也比較不容易疲勞。 ❷還有明目、提昇免疫功能、增加唾液分泌。
辛	辣椒、薑、蔥、茴香、紫蘇、肉桂、大蒜、藥酒	❶益氣入肺、排出體內多餘的熱。 ❷排出體內多餘水分。
苦	苦瓜、羊肉、百合、白果、蓮子心	❶可入心、入血，具有益氣補血、增強心臟和氣血的作用，多吃能預防感冒，對體型瘦弱、臉色黯淡無光澤、貧血、心悸，或有四肢冰冷等症狀有改善作用。 ❷可舒緩肌肉與神經緊張。
鹹	海帶、紫菜、海參、黑木耳、黑豆、豆豉、黑芝麻	❶具養腎功效，對生殖及排泄系統有極大幫助。 ❷並可保健養顏、抗老、防癌。
甘	蘋果、甘蔗、西瓜、蜂蜜、蓮子、南瓜、玉米	❶補養脾胃、調節新陳代謝。 ❷對脾胃消化吸收、提升身體動力大有裨益。

跟著四季吃對食物，
女性跟著這樣吃，絕對能提升你的受孕力！

若能針對自我的營養做好計畫，例如多攝取富含葉酸、維生素 C、B₆、DHEA 等等食物，改善生理狀況及卵子活力，有助提升受孕機率。

100%提升受孕力！在準備懷孕前 6 ～ 12 個月要這樣吃

所有人大概都認同懷孕的媽媽要多補充營養，我也常看見很多女性在懷孕後變得特別注重飲食或保養，可是卻往往忽略了孕前其實也需要在飲食上進行加強。但現在的女孩子很多都有節食、偏食等不良的飲食習慣，這些都會導致身體某些營養過剩，而某些營養素卻又極度缺乏的失調狀況，並增加不孕的風險，一定要調整過來。

孩子能否健康聰明，與媽媽們懷孕期間所攝食的營養有極大的關聯性，但準備懷孕前若能針對自我營養做好計畫，例如多攝取葉酸、維生素 C、維生素 B₆、DHEA 等等，讓生理狀況更好，卵子將更有活力，有助提升受孕機率。在準備懷孕前 6 ～ 12 個月，多攝取高蛋白質及維生素豐富的食物，例如瘦肉、蛋類、魚蝦海鮮或海產、肝臟、豆類及製品、新鮮蔬菜、當令水果等，均衡的飲食習慣，對夫妻雙方強化體質，以及增加精卵順利結合絕對大有幫助。

快速提高受孕力的葉酸、維生素 C

葉酸是促進細胞分裂、生長及核酸、胺基酸、蛋白質合成，也是胎兒生長發育不可缺少的營養素。孕前與懷孕初期攝取足夠的葉酸，有助胎兒大腦和神經管的發育正常，對於準備懷孕、懷孕期間或哺乳期都是很重要的營養成分。

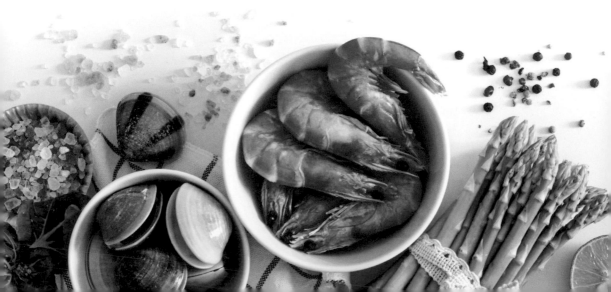

富含葉酸的食物

　　酵母菌、菇類、動物肝臟、蘆筍、豆類、小麥胚芽、糙米、乳酪、魚油、蛋黃、深綠色蔬菜、紅蘿蔔、南瓜、花椰菜、牛肉、豆類、全麥麵包、柑橘類水果、香蕉、番茄。

　　攝取充足的維生素 C 對保持內分泌平衡、提高黃體分泌極具有功效，當黃體素機能正常時，就能促進排卵；也有助人體吸收鐵質，對改善貧血症狀有輔助效果。

富含維生素 C 的食物

　　多存在於新鮮蔬果中，柑橘類水果、綠葉蔬菜都是很好的來源，芭樂、青椒、紅甜椒、奇異果等含量也極為豐富。

有效促進雌激素代謝力的維生素 B_6、DHEA

　　維生素 B_6 是人體代謝脂肪和糖的必須物質，對女性雌激素和皮質激素的代謝亦有關鍵性的影響，適量攝取，還能防範某些婦科疾病。對於某些孕婦在懷孕期間出現的浮腫、關節疼痛症狀，也有緩解效果。

富含維生素 B_6 的食物

　　在魚類、肉類、蔬菜或穀類中普遍存在，但以鮭魚、鮪魚、大豆、小麥胚芽、雞肉及動物肝臟中含量最多，其它像是燕麥、番茄、香蕉、糙米、穀類亦佳。

　　而 DHEA（脫氫異雄固酮）是負責調節體內荷爾蒙的一種物質，尤其對正常的免疫能力更重要，具有提高卵巢功能並增加懷孕機率。一旦指數偏低，就容易出現疲倦、焦慮、失眠，甚至有早衰症狀。

富含 DHEA 的食物

　　山藥、野山芋。

完全活化血液的維生素 B_{12}

　　是紅血球再生與形成必需的營養素，可以刺激紅血球活化，促進血液循環，對造血有極大的影響，還能維護神經系統的健康，對孕期中胎兒腦部的發育也扮演著重要的角色。

富含維生素 B_{12} 的食物

　　通常在動物性食材中較易攝取到，除動物肝臟外，牡蠣、蛤貝類、蛋、奶製品含量也豐富，均衡食用牛豬雞肉亦可補充；植物性食物在紫菜及海藻中蘊含最高。

根治貧血的鐵質

鐵質最為人所知的就是其補血的效果，它是紅血球中血紅素的主要成分之一，對能量的供應也具有作用。體內若缺乏鐵質，不僅會造成貧血，感覺疲倦、虛弱、暈眩，也會大大降低肌耐力、免疫力。

富含鐵質的食物

在紅色肉類富含豐富，比如羊肉、牛肉、鮭魚中含量最多，其他動物性鐵質，則有豬肝、蛋黃等；而海菜、海藻類、紫菜、芝麻等則還有植物性鐵質。此外，顏色較深的水果，像是葡萄乾、紅棗、龍眼乾、櫻桃、柿子都是很好的來源。

不能錯過！精選 10 大經典好食物，滋養妳的好孕力

TOP 1 牛肉

性味：水牛肉性涼；黃牛肉性溫，味甘
功用：補脾胃，益氣血，強筋骨。
中醫主治：脾胃虛弱，消化功能欠佳，久病體虛，神疲乏力，畏寒肢冷，腰痛膝軟，瘡瘍，手術後傷口不癒，久瀉脫肛，水腫等。

牛肉營養價值很高，向來即為滋補脾胃強壯筋骨之品，若是選用黃牛肉則對女性補氣血有

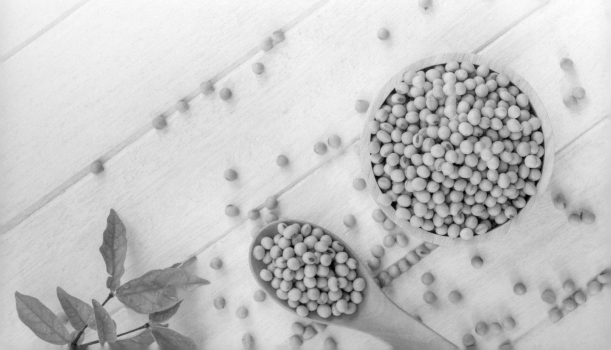

卓著效果。

TOP 2 黃豆

性味：性平，味甘
功用：健脾寬中，潤燥利水，除濕，解毒。
中醫主治：大豆能夠提高自身免疫功能，有抗腫瘤、抗炎、減肥、抗衰老等作用。

1. 黃豆營養十分豐富，有「植物肉」之稱，含多種人體必需胺基酸，其所含的營養成分，對男女老幼都非常有益。

2. 其所含之異黃酮可有效調節女性荷爾蒙分泌，不管是哪一個年齡層的女性攝取，都有很好的保健效果。

TOP 3 櫻桃

性味：性溫，味甘
功用：補中益氣，祛風濕。
中醫主治：病後體虛，脾胃失調，風濕引起的腰腿疼痛。

　　含鐵量居水果之冠，是女性朋友最佳的補血好物，想多滋潤皮膚、預防貧血者可把握盛產季節適量攝食。

TOP 4 葡萄

性味：性平，味甘酸
功用：滋陰生津，補益氣血，強筋骨。
中醫主治：肝腎陰虛，腰腿容易痠軟，肺虛咳嗽，小便不順，淋病，浮腫等症狀。

1. 葡萄含大量果酸，能幫助消化；對神經衰弱和過度疲勞者，亦有一定的補益作用。

2. 葡萄製成果乾後，整顆葡萄連籽與皮的營養完全被保留住，是兒童、婦女及體弱貧血者的滋補佳品。

TOP 5 黑豆

性味：性平，味甘

功用：補腎滋陰，補血活血，除濕利水，祛風解毒。

中醫主治：腎虛消渴，不孕不育，耳聾，盜汗、自汗；血虛，頭昏目暗，水腫，黃疸水腫，筋攣骨痛，痛腫瘡毒。

1. 黑豆是很好的補腎養生食物，可緩解頻尿、女性白帶異常症狀。

2. 含有豐富的維生素 B 及 E 群，可潤澤肌膚、對抗氧化。對前列腺有良好的養護效果。

TOP 6 羊肉

性味：性溫，味甘

功用：補虛益氣，溫胃助陽。

中醫主治：陽痿，早洩，月經失調，不孕冷感，久病體虛、產後體弱，胃寒腹痛，氣血虧損或陽氣不足而畏寒怕冷、頻尿夜尿。

1. 羊肉可燉、煮、煨湯、涮食，被認為是暖身養體的食品，冬季食用可抵禦寒冷。

2. 正因為羊肉性溫，暑熱天候不宜多量食用。

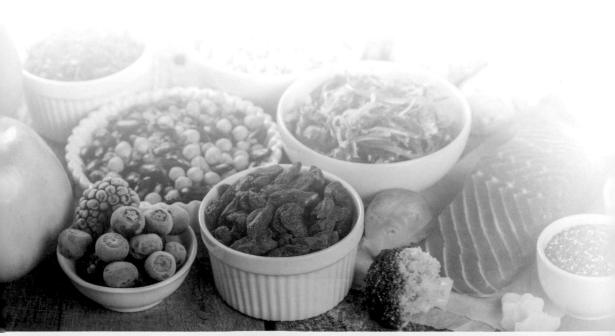

TOP 7 黑木耳

性味：性平，味甘

功用：補氣，生血，益智。

中醫主治：貧血，久病體虛，腰腿痠軟，肢體麻木。

現代研究表明，木耳能減低血液凝集，防止冠心病，有抗癌作用。是女性用來補充鈣及鐵質的優質來源，其低熱量及富含膠質的特點，更是絕佳的天然保養品。

TOP 8 鮭魚

性味：性溫，味甘

功用：益氣健脾，利尿消腫，消熱解毒。

中醫主治：食欲不振，消化不良，乳少，子宮頸脫垂，慢性腎炎引起的水腫不適。

鮭魚肉嫩清香，盡量以可保留較多營養的方式來烹調，例如清蒸或煮湯。

TOP 9 蘆筍

性味：性微溫，味苦甘

功用：健脾益氣，滋陰潤燥，生津解渴，抗癌解毒。

中醫主治：食欲不振、急慢性肝炎，動脈粥樣硬化、神經痛、濕疹、皮膚炎等症狀。

蘆筍所含的葉酸成分極為豐富，亦可補充女性所需要的鐵質，對促進免疫功能、抗氧化、抗疲勞、降血脂、降壓有不錯的效用。

TOP 10 蓮子

性味：性澀而平，味甘

功用：健脾，補腎，養心安神，固精。

中醫主治：脾虛泄瀉（因脾氣虛引起的大便稀薄併腹瀉症狀）、失眠、心悸不安、遺精、女子帶下（白帶量增多，且顏色、氣味異常）、崩漏（不規則的陰道出血）。

1. 蓮子寶貴的滋養功效是大家所公認的，其增強免疫、抗衰老的作用極佳。

2. 蓮子心雖帶有苦味，但清熱、強心、鎮靜的效果尤其顯著，因此常用以入藥。對前列腺有良好的效果。

男性這樣吃，100%提升生育力

飲食方面要多吃補益肝腎的食物，多攝取含有維生素 A、C、E 及微量元素硒、鋅，以及茄紅素等食物，對男性生殖系統會有很好的保健效用。

透過日常飲食來提升受孕機率

一般講到與男性生育力有關的器官，大家就會聯想到「腎」，中醫所指稱的腎不光只有腎臟，也包括了腦、耳、膀胱、骨髓、生殖器構成的系統。在飲食方面要多吃補益肝腎的食物，以現代醫學來說就是要多攝取含有維生素 A、C、E 及微量元素硒、鋅，以及茄紅素等食物，對男性生殖系統會有很好的保健效用。

而直接影響受精卵健康型態的精子品質，也可透過日常飲食來加強，當精蟲數量、活動力、外型都夠優的時候，都能大大提升受孕機率。現在來看看你的餐桌飲食是否缺少了下列營養素，記得補充它吧！

能加強精蟲活動力的營養素維生素 B_{12}、鋅

維生素 B_{12} 是合成 DNA 時的重要營養，當男性缺乏這個營養素時，精液中精子的濃度比其他人明顯較低，精蟲活動速度緩慢，精子不正常的比例也比較高。

富含維生素 B_{12} 的食物

主要存在於動物類食材中，例如動物肝臟、牛肉、豬肉、牡蠣、蜆仔、蛋、牛奶、乳酪及乳製品。

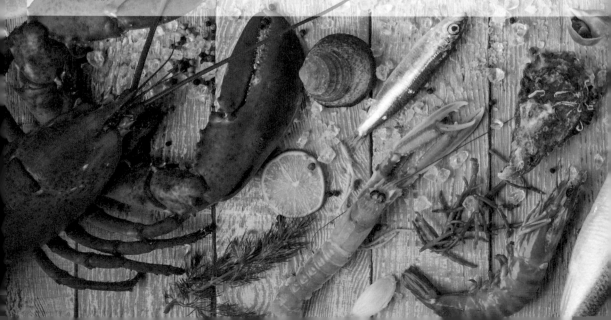

而微量元素「鋅」是精子代謝的重要物質，對精蟲製造及活動力有關鍵性的影響，但亦有研究發現過高的鋅反而會減低精子的活動力，因此想提高生育能力的話，只需從一般飲食中適量攝取即可。

富含鋅的代表食物

以海鮮含量最豐富，像是生蠔、牡蠣、蝦蟹類，牛肉、羊肉、雞肝；大豆、黑豆等各種豆類，或是小麥胚芽、奶製品等。

可增加精蟲數量的維生素 E、C、A

維生素 E 的學名叫做生育醇，一開始還被當成抗不孕的維生素，由此可知它與生殖系統有非常密切的關係。有調節性腺和延長精子壽命的作用，並有助增加精子的生成與受孕力。

富含維生素 E 的代表食物

大多存在於植物胚芽裡，例如大豆油等的植物油就是維生素 E 最好的來源，芝麻、核桃、杏仁、花生等乾果類及全麥製品、小麥胚芽中含量都很高。

有研究指出，維他命 C 的攝取量與精子數量呈正比，多補充維他命 C 可增加精子數目，精子也能再度充滿活力；對工作壓力大的男性來說，是很好的抗壓營養素。

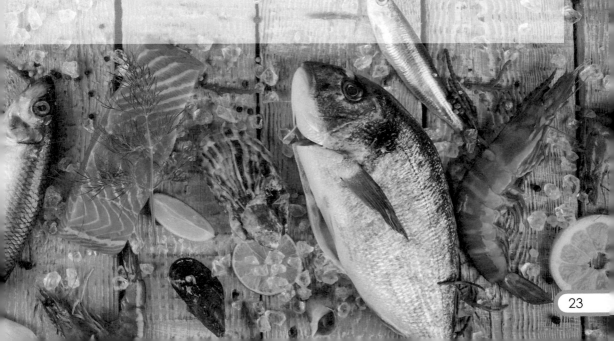

富含維生素 C 的代表食物

大多存在於深綠色蔬菜，以及柑橘類水果，芥藍菜、菠菜、花椰菜、青椒、高麗菜，其他水果則可多吃檸檬、奇異果。

維生素 A 主要在促進蛋白質的合成作用，同時也是睪丸組織產生精子的要素，要是男性體內缺乏維生素 A，其精子的存活率便很低，不但精蟲活動力差，也會影響性趣喔！

富含維生素 A 的代表食物

維生素 A 只存在於動物性食物中，如動物肝臟、蛋黃、奶、奶油、魚肝油、小魚乾、鰻魚等。

能改善精蟲品質的茄紅素、精胺酸

茄紅素是一種天然的抗氧化劑，當精液中的茄紅素含量過少，自由基會造成精蟲功能受損，多攝取茄紅素，有助改善精子濃度、提高精子的活動力與型態。

富含茄紅素的代表食物

以番茄最具代表性，尤其是經煮熟後的番茄料理最多，其他像是紅肉西瓜、紅色葡萄柚、木瓜或柿子。

精胺酸是精子蛋白的主要成分，對男性生殖系統正常功能的維持能發揮極重要的作用。補充足夠的精胺酸，可有效提高精子數量及活動力，消除疲勞、增加精力。

富含精胺酸的代表食物

存在於大部分魚類及富含蛋白質的食物中，例如鱔魚、海參、魷魚、帶魚等，或是芝麻、花生仁、核桃等核果類，多食山藥、銀杏也不錯。

增進男性活力的 10 大必吃食物

TOP 1 海參

性味：性溫，味鹹
功用：補腎、益精、壯陽，滋陰補血、潤燥，對女性調經、安胎亦有良效。
中醫主治：經血虧損而致虛弱者，陽萎，夢遺早洩，小便頻繁，乳少，出血，便秘腸燥，神經衰弱。

海參是極優的高蛋白低脂食材，有增加免疫、提高學習記憶能力、抗衰老、抗腫瘤、抗病毒、鎮痛、止血等多種作用。

TOP 2 韭菜

性味：性溫，味辛
功用：溫中、行氣、散瘀、活血、解毒、補虛益陽。
中醫主治：噎嗝、反胃，胸部悶痛，陽痿，早洩。

1. 韭菜素有起陽草之稱，這是因為它含有較多的鋅元素，能溫補肝腎。

2. 並非吃越多越好，在盛產韭菜的春季食用，有益於肝。

TOP 3 番茄

性味：性微寒，味甘酸
功用：生津止渴，健胃消食，清熱消暑，補腎利尿。
中醫主治：因熱導致的傷津口渴、食欲不振，以及唇色偏紅、出汗多、氣粗喘促、小便色黃等暑熱內盛現象。

1. 又名西紅柿，被稱為蔬菜中的水果，是極佳的抗老、防癌好食物。

2. 所含的茄紅素經過烹煮或加工後，人體反而更易吸收。中年男性多吃還能預防並治療攝護腺肥大的問題。

TOP 4 蝦

性味：性溫，味甘
功用：補腎壯陽，通乳，托毒（促進毒瘡、潰瘍毒素排出）。
中醫主治：腎虛陽萎、腰膝酸軟，產後乳少等症。

1. 蝦的含鈣量豐富，孕婦、老年人、小孩常吃，可防止缺鈣而導致抽搐等症狀。

2. 如果是海蝦，營養價值更高，其含蛋白質比豬瘦肉高 20%，維生素 A 含量比豬肉高 40%，還含有豐富維生素 E 以及碘。

TOP 5 核桃仁

性味：性溫，味甘
功用：補腎固精，溫肺定喘，消石（尿道結石、腎結石等經尿道排出）、利尿，潤腸通便。
中醫主治：腰痛膝軟，陽痿遺精，鬚髮早白，咳喘，尿道結石，小便不利以及腸燥便秘。

1. 古人將核桃仁用作補腎健腦的食品，藥用價值極高。

2. 核桃仁具有的特殊脂肪和較多碳水化合物，均為大腦組織及機體代謝所需的重要物質，對保護男性的前列腺有良好的效果。

TOP 6 牡蠣

性味：味鹹，性微寒
功用：強肝解毒，補腎、澀精（治療遺精、早洩）。
中醫主治：眩暈耳鳴、虛勞乏損、腎虛陽痿。

1. 含有豐富的鐵、磷、鈣、優質蛋白質、醣類等多種維生素，其中的鋅元素及多種胺基酸對預防前列腺炎具有功效。

2. 男性常食牡蠣可提高性功能及精子的質量。

TOP 7 南瓜子

性味：性溫，味甘
功用：補中益氣，助腎固精，驅蛔蟲。
中醫主治：防止前列腺炎和前列腺增生，適合糖尿病患者食用。

南瓜子營養豐富，還含有大量的鋅元素，能改善性機能，激發性潛能。不過與其他堅果類一樣有熱量較高的特色，一天一大匙就很足夠。

TOP 8 芡實

性味：性澀而乾，味甘
功用：健脾固澀。
中醫主治：脾虛泄瀉（因脾氣虛引起的大便稀薄併腹瀉症狀），遺精、早洩，婦人帶下（白帶量增多，且顏色、氣味異常）。

1. 有明顯的固腎養精功能，故可入藥，與豬瘦肉一起燉煮，有健脾益氣功效，對小孩、長者都是很好的膳食。

2. 有較強的收斂作用，不宜多吃，否則不易消化，反而有損脾胃。

TOP 9 枸杞

性味：性平，子性涼，味苦、甘
功用：根、葉有清血解熱，利尿，健胃作用。枸杞子有補虛生精，清熱，止渴，袪風明目作用。
中醫主治：神疲乏力，血虛眩暈，心悸，腎虛陽痿，虛勞發熱，性功能低下，神經衰弱，煩渴等。

1. 中醫認為枸杞能「堅筋骨、輕身不老」，由此可見其滋補與抗衰老的效果。

2. 溫補身體功效佳，若有感冒發燒、身體發炎症狀或腹瀉的人最好先別食用。

TOP 10 白菜

性味：性平微寒，味甘
功用：養胃消食，清熱解渴，利小便，止咳。
中醫主治：煩熱口渴，二便（大便、小便）不利，感冒發熱或痰熱咳嗽。

1. 白菜中所含豐富的維生素 C，有助於提高人體免疫力，也是極好的抗癌蔬菜。

2. 白菜的鋅含量十分豐富，有增強男性精子活力的作用。

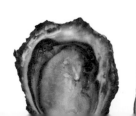
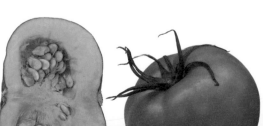
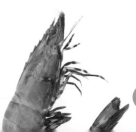

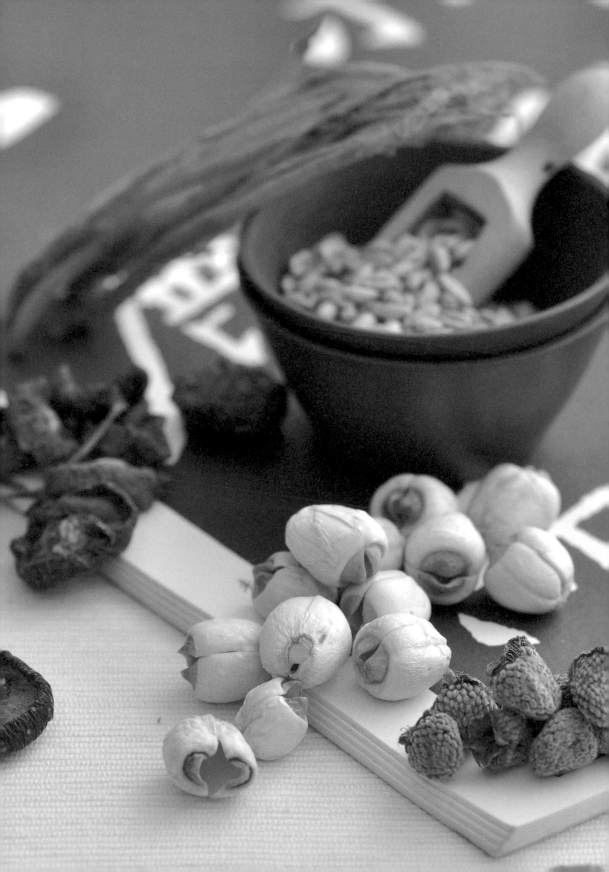

用一碗湯調對體質
改善生理期大小毛病助好孕

你已經準備好要「做人」了嗎？
當然，先決條件就是要從「調整好體質」著手。
但體質有「先天」與「後天」之分，
每個個體所衍生出來獨特的生理現象更是不同，
首先，你要先從瞭解自己的體質開始。
根據自己身體所發出的訊息來調整，改善經期不適，
想消除生理期的大小毛病，方法就在一碗湯裡！

排除器質性病變
針對九大體質的助孕湯療法

光吃中藥對於器質性病變所導致的不孕症是無法見效的，務必先排除器質性不適與病變，再透過藥食調養達到改善體質，恢復正常的生殖能力。

務必先解決生理上的種種問題，再進行體質調整才有效

在我的門診裡，曾經有過這樣的例子。有位大約三十幾歲的女病患來我的門診，就跟其他病患般，走進診間時帶著憂鬱的表情，「黃醫師，我已經結婚好多年了，但不管我再怎麼看中醫、努力抓藥吃，但就是沒辦法懷孕。」

後來，在我的診療過程中，透過基礎體溫發現她排卵相當正常，進行體質調理後，整體狀況也都非常不錯，但結果還是沒辦法受孕。後來我請她先去尋求西醫做夫妻雙方的檢查後才知道，原來她的先生是無精症患者。

光吃中藥對於器質性病變所導致的不孕症是無法見效的，中醫擅長的是對全身作整體性功能的調理，透過辨證以藥食同源的方式來調養五臟、氣血、津液的運行狀態，最後達到疏通經絡、改善體質、強化免疫力並調節內分泌的作用，讓男女雙方能恢復正常的生殖能力。雖然所花的時間會比較久一點，但是卻可以營造出一個適合孕育寶寶的最佳環境。

因此，如果生理上有器質性病變問題，例如最常見的男性精索靜脈曲張、內生殖道阻塞、重度子宮內膜異位症、大於 5 公分的子宮肌瘤、子宮畸形等等，先藉助西方醫學的手術，讓男女排除器質性疾病，解決不孕障礙，術後再合併中醫藥調養，才有可能順利懷孕。

對所有為不孕所苦的男女，我的建議是要先排除器質性不適與病變，再來尋找適合調理個人體質的辦法。很多女性受到家庭或外界排山倒海的關心與壓力，急於求子之下，很多都沒有詳查病因而去相信所謂的偏方，或是只想趕快解決不孕問題而盲目尋醫，這些都是本末倒置的作法。

透過症狀檢測，讓你更能瞭解自己的體質

你已經準備好要「做人」了嗎？當然，先決條件就是要從「自我體質」著手。

中醫把疾病分為八大類，包括陰、陽、表、裏、虛、實、寒、熱，稱為「八綱辨證」，要先了解自己屬於哪幾種型態，進一步針對症狀做飲食及藥膳的調理。

所謂體質，有「先天」與「後天」之分。天生體質來自於爸爸的精子與媽媽的卵子「體質」；而「後天體質型態」的形成則取決於運動習慣、心理狀態、飲食、種族甚至性別、年齡等等，綜合這兩種所表現出來的身體品質或特質，就會因每個個體不同而有獨特的生理現象，這對中醫治療或養生來說，就成為很重要的依據。

　　因應個體體質上的不同，對疾病和病因有很重要的關鍵性。例如有的人感冒只要多休息，很快就會痊癒了，有的人卻得一直看醫生，拖一段時間才會勉強轉好。而體質的差異性，讓人對於抵抗疾病的能力有所不同，對病症的發展、演變也不一樣。

　　你知道自己是什麼體質嗎？我們的身體會發出一些訊息來反映出整體的狀況，透過以下的選項可以大略了解你的體質分類，請就適合自己的描述作勾選。

體質檢測 1
□常覺得四肢冰冷　□比別人更容易感冒
□感到胃部、腰背部或下肢特別怕冷　□無論天冷天熱，穿的衣服總比別人多
□吃（喝）冷涼的東西會感到不舒服，或者不喜吃（喝）冷涼食物
□受涼或吃（喝）冷涼食物後，容易腹瀉、拉肚子
→上述問題有一半以上是肯定的答案，**表示您較偏陽虛體質。**

體質檢測 2
□常感到手足心發熱　　□感覺身體或臉上發熱
□常覺得皮膚或口唇乾燥　□嘴唇的顏色比一般人紅
□容易有便秘或大便乾燥的情形　□常感到眼睛乾澀
□常感到口咽乾燥、很想喝水
→上述問題有一半以上是肯定的答案，**表示您較偏陰虛體質。**

體質檢測 3
□經常容易感到疲勞倦怠　□常有呼吸短促、上氣不接下氣的情形
□常覺得心慌不安　□常覺頭暈或站起時有暈眩快跌倒的狀況
□說話聲音經常有氣無力的　□往往稍一活動就容易汗流浹背
□比別人更容易感冒　□喜歡安靜、懶得說話
→上述問題有一半以上是肯定的答案，**表示您較偏氣虛體質。**

體質檢測 4

☐感到胸悶或腹部脹滿　　☐感到身體沉重不輕鬆

☐腹部肥滿鬆軟　　☐有額頭油脂分泌較多的現象

☐上眼瞼看起來比別人腫　　☐嘴裡常常有黏膩的感覺

☐平時痰多，自覺咽喉部常有痰哽住

→上述問題有一半以上是肯定的答案，**表示您較偏痰溼體質。**

體質檢測 5

☐臉部或鼻子有油脂分泌旺盛的現象　☐容易生青春痘或瘡癤

☐經常感到嘴苦或嘴裡有異味　☐大便黏滯不爽、老有解不淨的感覺

☐小便時尿道有發熱感　☐帶下顏色黃，有異味（限女性回答）

☐常覺得陰囊部位潮濕（限男性回答）

→上述問題有一半以上是肯定的答案，**表示您較偏溼熱體質。**

體質檢測 6

☐皮膚常不知不覺中出現青紫或瘀斑　☐兩頰顴部有細微血絲

☐身體常出現痠痛不適　☐臉色暗沉或有褐斑出現

☐常有黑眼圈　☐經常忘東忘西、記性差

☐口唇顏色較為暗沉

→上述問題有一半以上是肯定的答案，**表示您較偏血瘀體質。**

體質檢測 7

☐沒有感冒時也常打噴嚏　☐沒有感冒時也會鼻塞、流鼻涕

☐皮膚容易起疹塊　　☐皮膚因過敏而出現紫紅色瘀點、瘀斑

☐皮膚一抓就紅且出現明顯抓痕

☐會因為季節變化、溫度變化或異味等原因而出現咳喘現象

☐對藥物、食物、氣味、花粉或在季節交替、氣候變化時產生過敏

→上述問題有一半以上是肯定的答案，**表示您較偏過敏體質。**

體質檢測 8

☐常感到悶悶不樂、情緒低落　☐容易精神緊張、焦慮不安

☐多愁善感、感情脆弱　☐容易感到害怕或受到驚嚇

☐常覺得肋部或乳房脹痛　☐常無緣無故嘆氣

☐咽喉部有異物感，且吐之不出、咽之不下

→上述問題有一半以上是肯定的答案，**表示您較偏氣鬱體質。**

九大體質的特徵＆助孕湯療法

依「中醫體質分類與判定標準」，將體質分成平和質、氣虛質、陽虛質、陰虛質、痰濕質、濕熱質、血瘀質、氣鬱質、特稟質（過敏或特殊體質）等九種類型。不過，人們往往都是結合多種不同類型的體質，沒有絕對單一的證型，因此進補時應由中醫辨證論治，精準的判別體質後再根據個人體質開給不同的藥方。以下，我就九種類型再做詳細的介紹，幫助讀者詳其梗概，了解中醫非常平易近人的一面，達到從生活中做好保健、自我調整體質的目的。首先就從這九種體質的宜忌食物開始，選擇自己最適合的飲食吧！

1 **平和體質** 身心健康 P34 ❶ 面色紅潤、月光有神 ❷ 體型勻稱健壯 ❸ 臉色或膚色都呈現一種潤澤的狀況	**2** **氣虛體質** 元氣不足 P35 ❶ 能量不足、氣息低弱 ❷ 容易著涼感冒 ❸ 容易有頭暈以及低血壓的現象	**3** **陽虛體質** 陽氣不足 P36 ❶ 精神不振、胃口不佳 ❷ 女性則白帶偏多 ❸ 體內缺乏陽氣、畏寒怕冷、四肢冰冷
4 **陰虛體質** 體型偏瘦 P37 ❶ 食欲不振、難以入眠 ❷ 小便黃及便秘 ❸ 內分泌及生殖機能失調	**5** **痰濕體質** 代謝緩慢 P38 ❶ 臉部皮膚油脂較多 ❷ 身材肥胖，行動笨重 ❸ 舌苔厚膩	**6** **濕熱體質** 面帶油光 P39 ❶ 汗味、體味特別重， ❷ 女性易帶下增多，男性易陰囊潮濕 ❸ 常口苦、口乾
7 **血瘀體質** 臉色暗沉 P40 ❶ 往往有偏頭痛、痛經、腰痠背痛的毛病 ❷ 容易出現瘀斑 ❸ 經血暗黑有血塊	**8** **氣鬱體質** 憂鬱脆弱 P41 ❶ 常有頭痛眩暈症狀 ❷ 女性月經不調的症狀也極為常見 ❸ 容易有罹患憂鬱症的傾向	**9** **特稟體質** 易患氣喘 P42 ❶ 皮膚容易瘀青 ❷ 經常有鼻塞、打噴嚏、流鼻水等現象 ❸ 常過敏

1.平和體質

身體處在一個平衡和諧的狀態，也就是我們常說的「身心健康」

　　平和體質的人一般說來，血液循環都很好，代謝能力也正常，所以不管是臉色或膚色都呈現一種潤澤的狀況，頭髮稠密有光澤，胃納能力極佳，二便（大、小便）或是排汗都正常；對環境冷熱的變化有較高的適應性，睡眠品質也很好，精神狀態佳，不易感到疲勞，往往可以看到他們展現出精力充沛的一面。

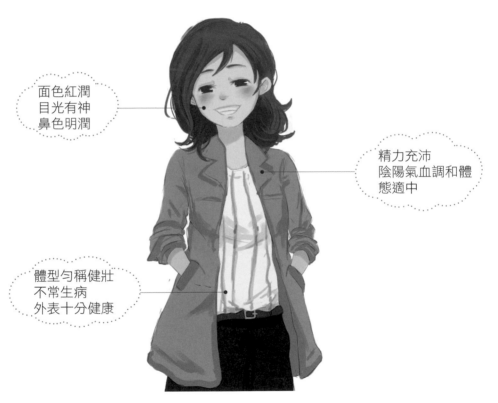

面色紅潤
目光有神
鼻色明潤

精力充沛
陰陽氣血調和體
態適中

體型勻稱健壯
不常生病
外表十分健康

助孕筆記

屬於此一體質的人，平常只要依照四時季節氣候來調理即可，就不需要特別的藥補。

[五行] 平　[五味] 甘

[OK] ○ 黃豆、紅豆、花生、腰果、蓮子、黑芝麻、松子、杏仁、麥麩。
木耳、香菇、芋頭、番薯、馬鈴薯、大頭菜、花椰菜、紅蘿蔔、葡萄、檸檬。
雞肉、豬肉、鵝肉、蝦、泥鰍、鰻魚、蜂蜜、牛奶、豆漿、麥芽。

[建議湯療] 麥芽茶湯（P43）

2.氣虛體質

元氣不足、疲乏、氣短、不耐勞動易出汗、容易反覆感冒

　　此體質的人患有內臟下垂等疾病，一旦生病就好得很慢，如果在出汗後又遇風，會比一般人更容易著涼感冒。氣虛者並不見得會比較瘦弱，但，舌色淡紅，脈象緩弱。說話語音低弱，氣短懶言，常感到疲倦、精神不振，即使跟別人從事同樣的活動（爬樓梯或是運動等）更容易感到氣喘噓噓，心跳加速，因此也會有懶得動的特徵。

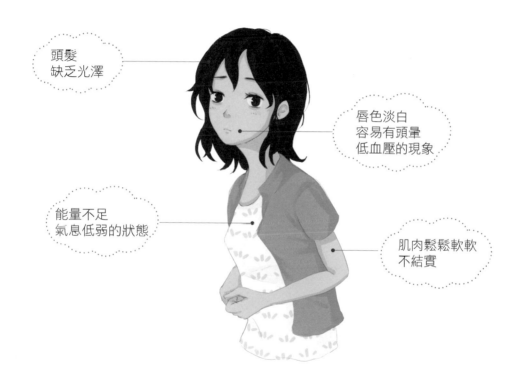

頭髮
缺乏光澤

唇色淡白
容易有頭暈
低血壓的現象

能量不足
氣息低弱的狀態

肌肉鬆鬆軟軟
不結實

助孕筆記

在飲食上可選用具有健脾益氣作用的食物，寒涼類的食材要少吃，適當的散步、慢跑有益身體健康，避免過度激烈的運動類型或有過於勞累的狀況。

[五行]　熱　[五味]　辛　苦

[OK]　○　**補氣食材**：桂圓、糯米、豌豆、粟米、南瓜、葡萄、雞肉、羊肉。
　　　　　補氣藥材：黃耆、人參、西洋參、白朮、山藥、黃精、大棗、紅棗。

[NG]　✕　蕎麥、柚子、蘿蔔、柑橘、空心菜等耗氣的食物。

[建議湯療]　桂圓紅棗茶（P44）、人參黃耆燉雞、山藥粟米湯

*3.*陽虛體質

陽氣不足、容易怕冷、手足不溫

　　這是比起氣虛能量更顯得缺乏陽氣的體質，除了有氣虛的特徵外，陽虛體質的人手腳總是冰冰涼涼的，有時連大熱天也要穿上長袖，觀察其舌，形體胖嫩顏色淡，脈象有沉遲現象。陽虛者因為怕冷，喜歡熱食熱飲，精神不振，也會出現胃口不佳、容易腹瀉、晚上頻尿的症狀。女性則白帶偏多，呈清稀透明狀，每當受寒或者疲勞時，白帶就會增多。

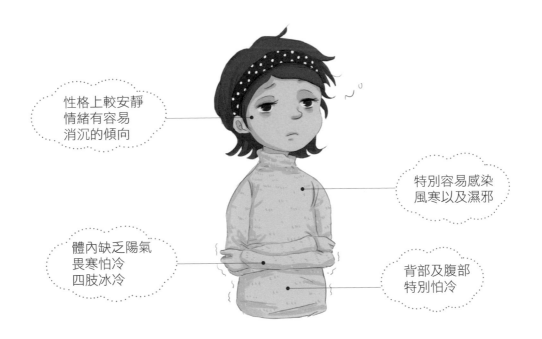

性格上較安靜
情緒有容易
消沉的傾向

特別容易感染
風寒以及濕邪

體內缺乏陽氣
畏寒怕冷
四肢冰冷

背部及腹部
特別怕冷

助孕筆記

陽虛者可用艾草灸、泡腳來改善體質，避免熬夜及大量出汗情形；因為適應寒暑變化的能力較差，在溫暖的天氣多到戶外活動將有所助益。

[五行] 熱 溫　[五味] 辛 鹹

[OK]　○　**溫熱食材**：黑豆、芝麻、烏骨雞、薑、韭菜、核桃、栗子、荔枝。

　　　　　　補腎藥材：當歸、鹿茸、冬蟲夏草、巴戟、杜仲、仙茅、肉桂。

[NG]　✕　冰鎮飲品、苦寒藥物、青草茶、椰子水。

[建議湯療]　雞肉枸杞鮮菇湯（P45）、栗子雞粥、韭菜炒胡桃、鹿角膠奶

4.陰虛體質

津液虧少、手足心熱、口乾舌燥、常有食欲不振、難以入眠的困擾

　　此體質的人常有手心腳心發熱的現象，口燥咽乾、嘴唇及舌頭呈赤紅色，特別喜歡喝冷飲，皮膚也比較乾燥，多半體型偏瘦；因為壓力的關係，因此脾氣也顯得急躁不安，耐寒不耐熱。一般而言以女性居多，容易有內分泌及生殖機能失調，兼有小便黃及便秘的毛病，這都是因為體內的營養、滋潤不足的緣故所引起的。

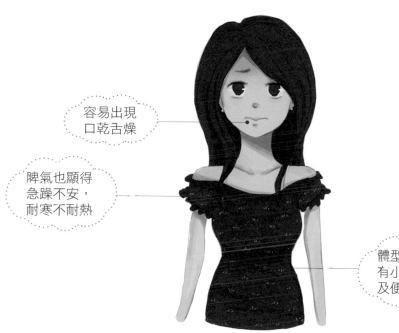

容易出現
口乾舌燥

脾氣也顯得
急躁不安，
耐寒不耐熱

體型偏瘦
有小便黃
及便秘的狀況

助孕筆記

陰虛體質者一定要注意自己的睡眠狀態，不熬夜、要睡飽；飲食上最好以蒸煮、燜燉方式烹調，多補充木耳、豬皮富含膠質食物，可改善膚質、降低乾燥度。

[五行] 熱　[五味] 辛 酸 鹹

[OK] ○　**潤燥滋陰食材**：絲瓜、黑白木耳、過貓菜、秋葵、蓮子、芝麻、水梨、椰子汁。

　　　　　潤燥滋陰藥材：麥門冬、天門冬、沙蔘、玉竹、百合、石斛、雪蛤。

[NG] ×　燒烤、油炸、麻辣口味的食物要少吃，還有像是羊肉、蝦、韭菜、辣椒、龍眼、荔枝、瓜子等會引起上火的熱性食物，應該要盡量避免。

[建議湯療]　蓮子百合煲瘦肉、黑芝麻松子粥、貝母燉雪梨、紅棗銀耳湯（P46）。

5.痰濕體質

津液累積在身體，有代謝緩慢的現象，體內溼熱，體型偏胖

　　痰溼體質就是津液累積在身體、代謝緩慢的現象。此體質的人對梅雨季節及濕氣較重的環境無法良好適應，同時也是高血壓、糖尿病、中風等現代病的高危險群份子。這類體質的人通常身材肥胖，行動笨重，臉部皮膚油脂較多，多汗且黏，舌苔厚膩，大便黏滯不清爽；而且多喜甜食或口味上偏鹹，體內溼熱、易感煩躁。

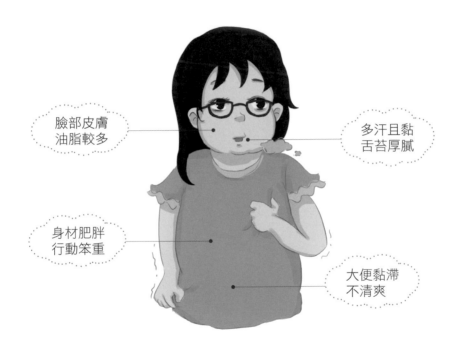

臉部皮膚
油脂較多

多汗且黏
舌苔厚膩

身材肥胖
行動笨重

大便黏滯
不清爽

[助孕筆記]

簡單來說，就是將生活調整到單純的狀態，即飲食上吃七八分飽，調味料少放點，改掉吃宵夜的習慣，市售含糖量高的飲料少喝。最好適當做些運動出出汗。

[五行]　熱　溫　　[五味]　辛　甘　酸

[OK]	○	**利水排水食材**：黃豆、紅豆、竹笙、薏仁、紫菜、荸薺、鳳梨等。 **利水去濕藥材**：茯苓、豬苓、白朮、蒼朮、玉米鬚、車前子等。
[NG]	✕	甘甜黏膩及冰冷、苦寒的食物少吃，例如枇杷、大棗、李子、柿子、肥肉、苦瓜等。
[建議湯療]		山藥冬瓜湯（P47）、四神燉排骨、紅豆薏仁湯、涼拌海帶。

6.濕熱體質

面帶油光、因此也極易生成粉刺或青春痘，濕熱內蘊、常有口苦感

　　舌質偏紅，舌苔黃膩；常感身體笨重、精神困倦，容易腰痠背痛，與痰溼相同，濕熱體質的人體內濕氣重，但比痰濕者多了「熱」的這個特質，當體內的濕氣與熱氣碰在一起，積在體內，身體不但會反覆出現不適症狀，且情緒上經常心煩急躁，對夏末秋初的濕熱氣候，或是濕重、氣溫偏高的環境難以適應。

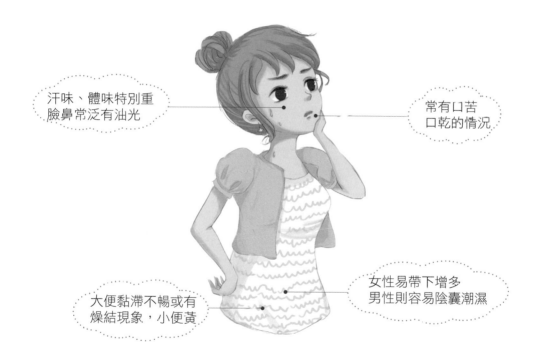

汗味、體味特別重
臉鼻常泛有油光

常有口苦
口乾的情況

大便黏滯不暢或有
燥結現象，小便黃

女性易帶下增多
男性則容易陰囊潮濕

助孕筆記

濕熱體質者飲食一定要講究，熬夜、抽菸、喝酒是絕對碰不得的；冬天當別人在進補時，切忌跟著一起吃羊肉爐、火鍋、薑母鴨等料理。此外，不要遇到事情就著急發怒，維持穩定的心情也是此體質的人要努力的課題之一。

[五行]　涼　寒　[五味]　苦　酸　鹹

[OK]　○　**清熱退火食材**：苦瓜、綠豆、冬瓜、白蘿蔔、小白菜、蓮藕、豆腐。
　　　　　　清利濕熱藥材：蓮子、茯苓、薏仁、茵陳、藿香等。

[NG]　×　羊肉、辣椒、酒、胡椒及火鍋、油炸、燒烤等溫熱的食物。

[建議湯療]　苦瓜小魚湯（P48）、泥鰍燉豆腐、赤小豆鯉魚湯、綠豆大麥粥。

7.血瘀體質

血液不暢、膚色晦暗、舌質暗紫,臉色暗沉、容易出現瘀斑

　　這是全身的血液循環不夠暢通的原藥膳因所造成,就身體臟器來說,是因為肝臟有瘀滯現象,嚴重的話還會形成血栓,導致心腦血管疾病,有中風、肝硬化之虞。色素容易沉澱,常臉色暗沉、容易出現瘀斑,口唇黯淡,觀察舌頭也會發現瘀點,舌下絡脈呈暗紫色,還會有掉髮情形,身上不時會出現瘀青。

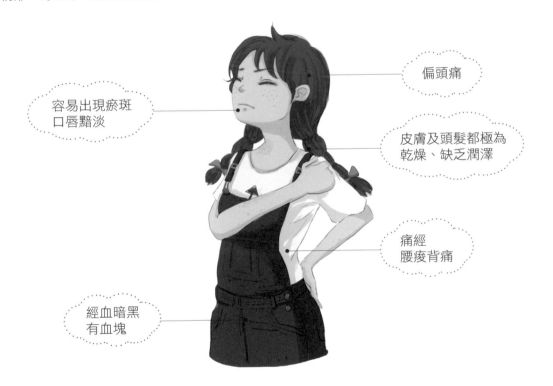

容易出現瘀斑
口唇黯淡

偏頭痛

皮膚及頭髮都極為
乾燥、缺乏潤澤

痛經
腰痠背痛

經血暗黑
有血塊

助孕筆記

要避免寒涼或冰凍的食物,身體不要受寒;心情要保持愉快開朗,避免久坐。要特別注意肝臟的調理,在適合養肝的春季裡注意保養,加強心肺功能的提升。

[五行]　平　溫　熱　　[五味]　辛　苦　甘

[OK]　○　**活血食材**:韭菜、紅麴、納豆、葡萄酒等。
　　　　　　活血藥材:丹參、川芎、紅花、桃仁、益母草、薑黃、三七等。

[NG]　✕　辛辣、燥熱及肥肉等滋膩之品盡量避免。

[建議湯療]　烏梅洛神山楂茶(P49)、魩仔魚紫菜湯、玫瑰花綠茶。

8.氣鬱體質

神情抑鬱、憂鬱脆弱、氣機鬱滯、只要稍受刺激，就會特別激動

　　從字面上看，就可以了解這種體質的人總是心裡憋著一股氣，會不由自主的唉聲嘆氣。現代人的壓力極大，很多疾病的來源都是因為憂鬱煩悶、心情不舒暢所致。氣鬱體質者對季節氣候、環境適應能力都較差，尤其不適應陰雨天氣。別人若稍加刺激，就會表現得很激動；情緒稍有低落，就很容易陷入抑鬱狀態。

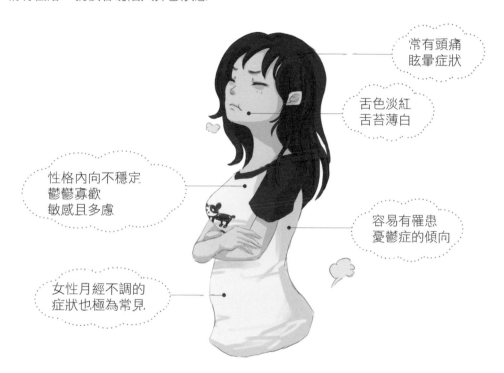

常有頭痛
眩暈症狀

舌色淡紅
舌苔薄白

性格內向不穩定
鬱鬱寡歡
敏感且多慮

容易有罹患
憂鬱症的傾向

女性月經不調的
症狀也極為常見

助孕筆記

氣鬱者要學習自我調節情緒，透過多到戶外運動、參與團體活動，可開闊心胸；睡前避免喝茶或咖啡等提神的飲料，養成規律的作息及飽足的睡眠，有助精神穩定。

［五行］　平　溫　熱　［五味］　辛　酸

［ OK ］　○　**疏肝解鬱食材**：咖哩、金針花、玫瑰花、茉莉花茶、八角、茴香等。

　　　　　　　疏肝解鬱藥材：香附、延胡、鬱金、陳皮、佛手、青皮、川楝子。

［ NG ］　✕　不適合吃冰冷、寒性及加工食物。

［建議湯療］　陳皮雞湯（P50）、菊花雞肝湯、甘麥大棗茶、佛手粥。

*9.*特稟體質

呼吸道、皮膚症狀、常過敏、皮膚容易瘀青

　　謂特稟體質是指特殊體質的人，包括藥膳容易有哮喘症，對花粉或藥物過敏的過敏體質者，以及有先天性缺陷或遺傳疾病的人（由於後者的症狀複雜，在此先略過不談）。即使在沒有感冒的情形下，也經常出現鼻塞、打噴嚏或者流鼻水等現象。建議平常室內要打開窗戶保持通風，讓陽光投射進來；床單、枕頭經常清洗。

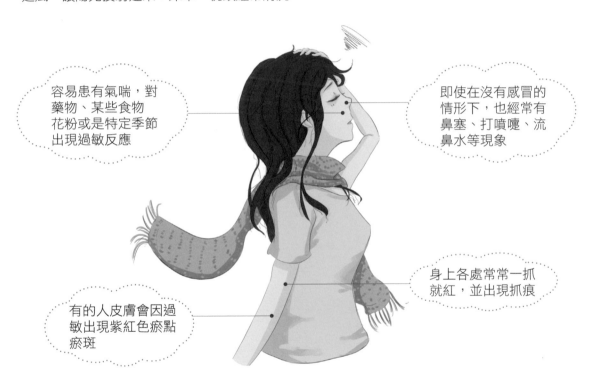

容易患有氣喘，對藥物、某些食物花粉或是特定季節出現過敏反應

即使在沒有感冒的情形下，也經常有鼻塞、打噴嚏、流鼻水等現象

身上各處常常一抓就紅，並出現抓痕

有的人皮膚會因過敏出現紫紅色瘀點瘀斑

助孕筆記

要有充足的睡眠、均衡的飲食，積極培養運動習慣，增強體能；氣候變得寒冷或在季節轉換時，要特別注意防寒保暖。最好不要養寵物，以免對動物皮毛過敏。

[五行] 寒 涼 ［五味］ 辛 苦 甘

[OK] ○ 黃耆、紅棗、枸杞、山藥、石斛等補氣滋陰補腎的食物。

[NG] × 蕎麥、蠶豆、牛肉、鵝肉、鯉魚、蝦、蟹、茄子、酒、辣椒、濃茶、咖啡等辛辣腥羶食物。

[建議湯療] 蔥白百合飲（P51）、黃耆枸杞茶、十全大補雞。

麥芽茶湯

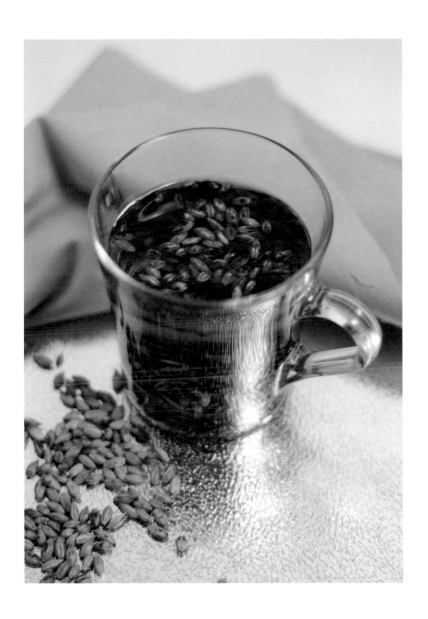

適用

平和體質

材料

食材：炒麥芽 300 公克，
冰糖適量

作法

1. 鍋中放 5 碗水，再加
   入炒麥芽煮約 25 分
   鐘，熄火，把湯汁濾
   出來。
2. 加入冰糖攪拌至溶即
   可飲用。

喝法

每週喝 1～2 次

桂圓紅棗茶

適用

氣虛體質

材料

食材：桂圓 20 錢，紅棗 15 顆

作法

1. 紅棗表皮以刀劃十字，稍將果皮剝開，使其易沖泡出味。
2. 1000cc 水倒入鍋中煮沸，放入桂圓、紅棗再次煮滾，熄火，加蓋約燜 5 分鐘，即可飲用。

喝法

每週喝 1～2 次

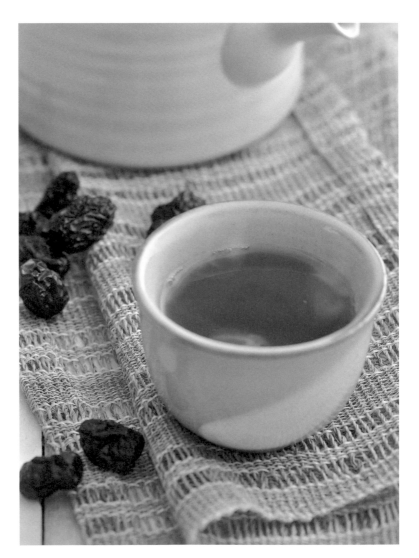

桂圓就是龍眼肉，具益心脾、補氣血效果。其營養成分能健全神經與腦細胞，可改善失眠、健忘症狀，並增強記憶力、消除疲勞，也難怪醫典中稱它有「輕身不老」之效；搭配紅棗，對活血調經、安神、溫暖身體的效果就更好了。

雞肉枸杞鮮菇湯

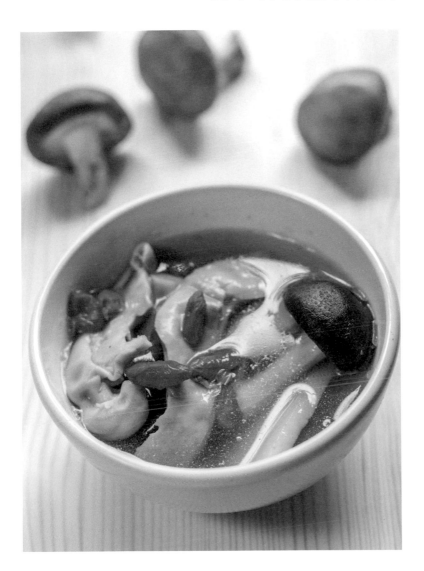

適用

陽虛體質

材料

食材：雞胸肉 300 公克、
鮮香菇 5 朵、薑片 5 片、
米酒 1 大匙、鹽 1 小匙
藥材：枸杞 1 大匙

作法

1. 雞胸肉洗淨，切成條狀。
2. 鮮香菇洗淨備用。
3. 鍋中放入少許油，放入洗淨的薑片爆香，加入雞胸肉條、鮮香菇、枸杞及米酒，再加入水蓋過食材，以中火煮至熟，加入鹽拌勻即可熄火起鍋。

喝法

每週喝 1 次

紅棗銀耳湯

適用

陰虛體質

材料

食材：銀耳 75 公克，
冰糖適量
藥材：紅棗 30 粒

作法

1. 銀耳泡軟、撕成小塊。紅棗沖洗後畫兩刀均備用。
2. 鍋中放入 4 碗水及銀耳，以小火煮 20 分鐘，最後再加入紅棗續煮 15 分鐘，熄火前加冰糖調味即可。

喝法

每週喝 1～2 次

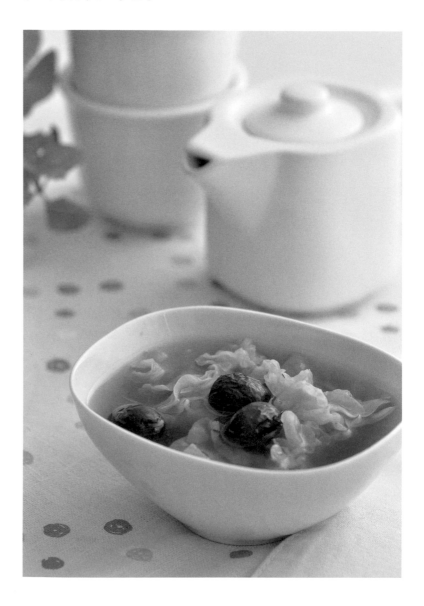

山藥冬瓜湯

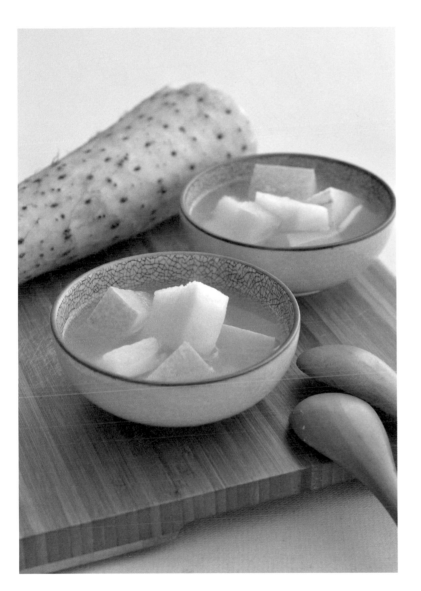

適用

痰濕體質

材料

食材：山藥 200 公克，
冬瓜 400 公克，鹽少許

作法

1. 冬瓜去籽，洗淨，連
   皮切厚片；山藥去皮，
   切塊備用。
2. 材料加水淹過材料，
   放入電鍋中燉煮至熟
   軟，起鍋前加入鹽調
   味即可。

喝法

每週喝 1～2 次

苦瓜小魚湯

適用

濕熱體質

材料

食材：苦瓜 1 條，小魚
乾 100 克，排骨 250 公
克，薑絲、鹽各少許

作法

1. 小魚乾洗淨後，取出
   瀝乾水分備用。
2. 苦瓜去籽及膜、切片，
   排骨汆燙後，取出、
   洗淨備用。
3. 電鍋內鍋放入小魚
   乾、苦瓜片、排骨及
   薑絲，外鍋放 1 杯
   水，按下開關，待開
   關跳起，加入鹽調味
   即可。

喝法

每週喝 1 次

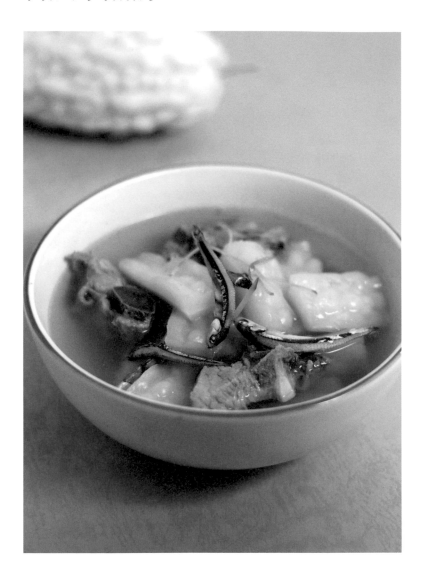

烏梅洛神山楂茶湯

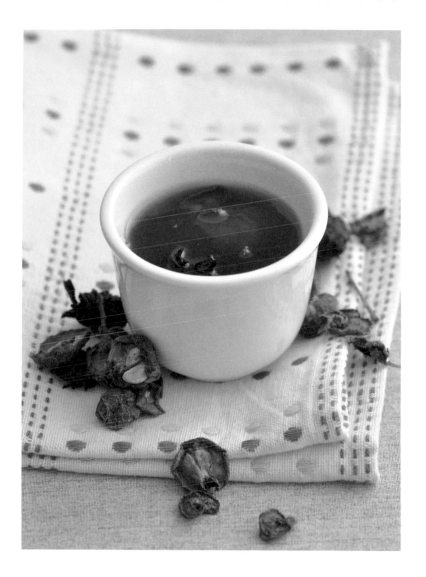

適用

血瘀體質

材料

食材：烏梅 2 個，洛神花 5-8 朵，山楂 15 公克，熱開水 300c.c.，代糖 1 小匙

作法

1. 將烏梅、洛神花、山楂放入預先溫過的茶壺內，加入熱開水沖泡。
2. 浸約 3 分鐘，待色香味釋出後倒出，加代糖調味即可飲用。

喝法

每週喝 1～2 次

陳皮雞湯

適用

氣鬱體質

材料

食材：
陳皮 10 公克
天麻 10 公克
土雞腿 1 隻
生薑 3 片、香菜少許
鹽少許

作法

1. 將天麻洗淨後稍浸泡，生薑、陳皮洗淨，雞腿處理。
2. 上述食材與生薑一起放入鍋中，加入適量水後蓋上鍋蓋。
3. 隔水燉 1 個半小時，放入適量鹽，再燉片刻即可撒上香菜端出。

喝法

每週喝 1 次

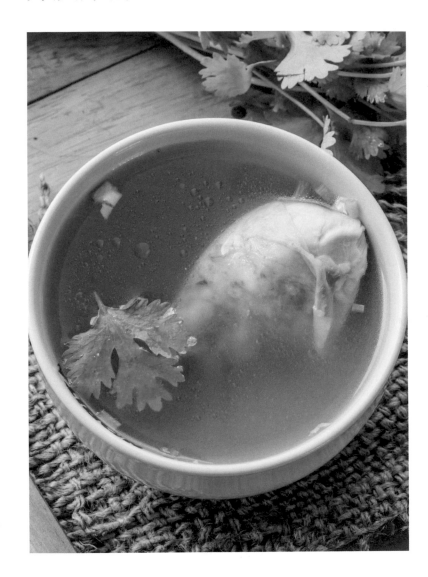

蔥白百合飲

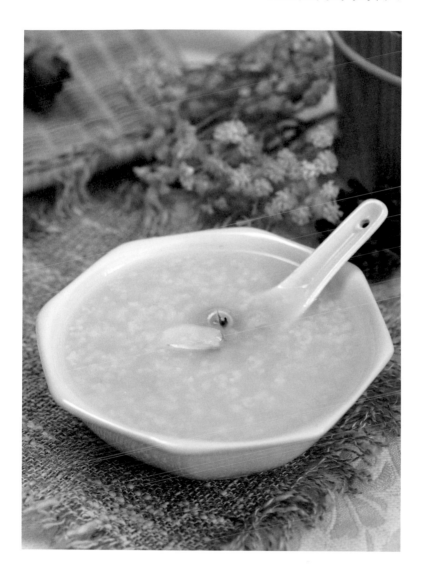

適用

特稟體質

材料

食材：

米 100 公克
蓮子 100 公克
百合 50 公克
蔥白少許
冰糖適量

作法

1. 將米與百合、蓮子分別洗淨備用。
2. 把百合、蓮子、米一起放入鍋中，加適量清水煮至爛熟。
3. 加入冰糖與蔥白調味，再燒煮一下即可飲用。

喝法

每週喝 1 次

Point 提升體溫就能更好孕

你量的體溫是高還是低？好孕的祕密都在體溫中

如果想了解自己是否有不孕症、婦科疾病，或月經老是亂亂來，缺乏規則性的女性，基礎體溫可以提供很好的數據資料，所以我也都會要求想積極「做人成功」的女病患們務必要學習測量基礎體溫，幫助大家更了解自己的月經及排卵狀況。

雖然測基礎體溫有其必要性，但是千萬不要太過緊張兮兮，我過去的經驗中也曾碰過幾個病人，每天非得用鬧鐘叫醒自己量體溫，不然就是責怪先生怎麼沒叫她起床，因為這種無形的壓力，反而搞壞了睡眠品質。

為了圖表上高高低低的曲線，心情跟著起起伏伏，每次來看診拿著基礎體溫表，總是苦著一張臉，其實這樣反而影響排卵及荷爾蒙分泌功能，即使身體非常健康，對受孕也會有很大的影響。記住，讓妳這間「屋子」充滿輕鬆愉快的氛圍，寶寶才願意住進來哦！

什麼是基礎體溫？

基礎體溫（Basal Body Temperature，簡稱 BBT），**是指人體在較長時間的睡眠後醒來，尚未進行任何活動之前所測量到的體溫，是人體一天之中的最低體溫。**凡是身體機能正常、處於生育年齡的女性，其基礎體溫與月經週期一樣，都呈現出週期性的變化。

當卵巢排卵後形成黃體素，會刺激下視丘的體溫調節中樞，基礎體溫將出現高低溫兩相變化，一直持續到下次月經來潮之前才開始下降。基礎體溫表的應用，就是藉由偵測黃體素導致體溫升高的作用，來判斷排卵是否發生，可及早安排準備懷孕。透過圖表來觀察黃體期的時間長短，對評估卵巢的功能或是否有其他病變也具有參考價值。

通常，我在建議病人開始調養身體、培養好體質的同時，也會要求她們測量基礎體溫。療方是否適合病人，與基礎體溫圖所顯示出的資訊，一般都需要持續觀察 3 個月以上的時間，才能了解問題的癥結。

基礎體溫怎麼測？6大步驟讓你正確掌握

{ Step 1 }

到藥房買一支基礎體溫專用體溫計。基礎體溫計與一般體溫計不同，它可精確到十分之一度，故體溫有些微上升都可偵測到。

{ Step 2 }

將基礎體溫計於睡前放置在枕邊可隨手拿到之處，於次日睡醒，尚未起床活動時，放在舌下測量三分鐘，並記錄在基礎體溫表上。

{ Step 3 }

一般來說，測量基礎體溫建議在每天早上～9時，在睡眠沒有中斷且持續6至8小時的狀態下，所測得的溫度通常最為準確；上夜班的女性朋友，可以在下午5點左右測量。

{ Step 4 }

在每日體溫的表格點上黑點做記錄，再把點連結起來，會出現一定的週期曲線，這就是基礎體溫線。

{ Step 5 }

測量基礎體溫要有持續性，必須天天進行，並且每天測量的時間及位置都應該固定。

{ Step 6 }

月經來潮和同房日須附加記號標示，若有感冒、發燒、飲酒、晚睡等會影響體溫的狀況，亦應特別註記說明。

哪些人需要量基礎體溫？

1 偵測黃體素，藉以評估卵巢功能的人　　2 評估有無排卵及排卵日者
3 評估不孕症患者的卵巢功能及治療效果者　4 追蹤懷孕或流產者

透過月經週期的體溫變化，讓你完全了解生理期

1. 行經期（月經來 1-6 天）：BBT 為低溫期
2. 經後期（月經來 7-13 天）：BBT 持續低溫，至排卵日前有小幅的高低變化
3. 經間期（月經來 14-20 天）：體溫上升，BBT 呈現高溫
4. 經前期（月經來 21-28 天）：BBT 持續高溫

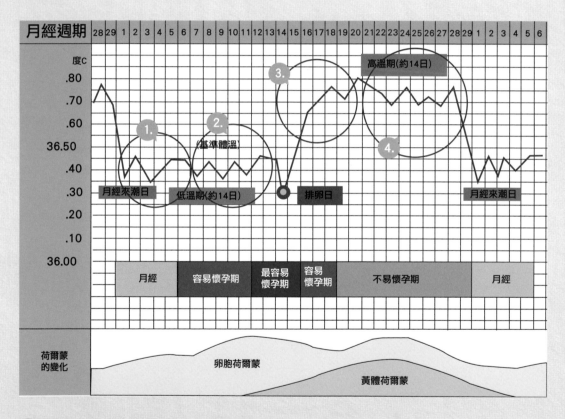

1. BBT 為低溫期，此階段容易感到疲憊，多休息以補充元氣。

2. BBT 低溫將轉高溫即排卵期。要多放鬆心情，補充活血化瘀的食物。

3. BBT 高溫期即黃體期。要吃些排水利濕的食物，且避免熬夜。

4. BBT 高溫將轉低溫此階段易呈血虛狀，多補充深色食物，多攝取鐵質。

基礎體溫的變化怎麼解讀才正確？

正常排卵圖例　　高溫期會維持 14 天喔！

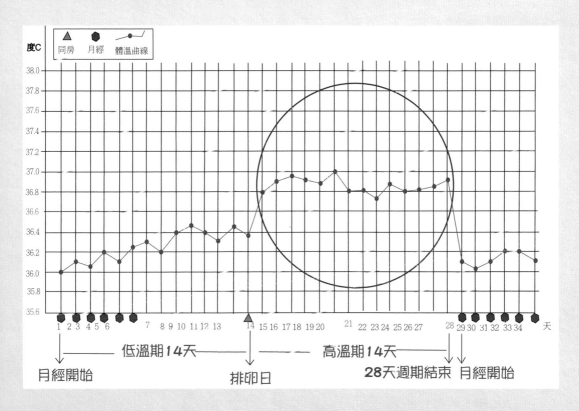

度C

同房　月經　體溫曲線

低溫期14天 ————— 高溫期14天

月經開始　　　　　排卵日　　　　28天週期結束　月經開始

　　基礎體溫圖呈現高低溫兩相變化、前低後高的曲線，稱為雙相型體溫曲線，表示卵巢有正常的排卵功能，而且排卵一般發生在體溫上升前或由低往高上升之中。

　　如果妳想要寶寶，可依照此表預測下次的排卵日。一般說來，女性在排卵 24 小時後，受精的比率會較低，但是，男性的精子大約可在女性的子宮裡存活 72 小時。所以，只要基礎體溫處於低溫、接近排卵期時，我都會標示出應該行房的日期，強烈要求病人按表操課。

　　另外，每隔兩天行房一次，可增加受精機率；要是在基礎體溫達到高溫時再行房，懷孕的機率也會大大降低。

無排卵圖例（月經週期 28 天） 體溫呈現全部低溫，沒有高低起伏變化。

　　像這樣持續低溫，缺乏高低溫兩相變化的圖例，稱為單相，是無排卵現象的表徵。由於沒有規則的排卵行為，自然不易受孕，建議要趕快就醫檢查，找出問題所在。

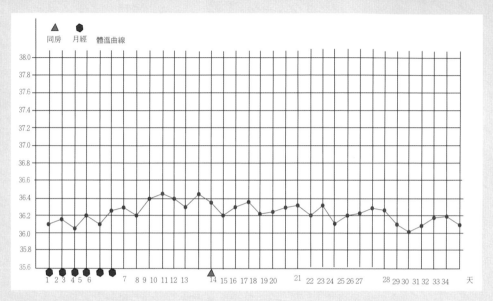

懷孕圖例（持續高溫） 發現月經沒有來潮，體溫高溫持續 16 天

　　圖表可以看見高溫持續超過 16 天，在月經週期沒有來之後，體溫呈現高溫狀態。這是已經懷孕的跡象，請盡快至醫院做確認。

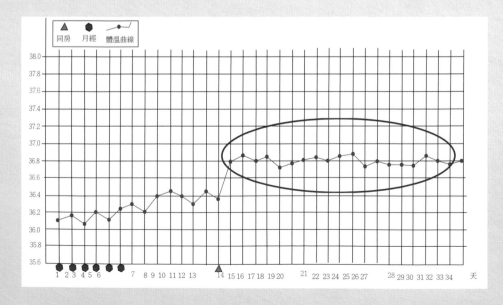

黃體不足圖例　高溫期小於 12 天，小心內分泌已失調，通常不易受孕。

　　高溫期持續，但小於 12 天的狀況，而且體溫慢慢下降表示黃體不足，這是因為內分泌失調的緣故，導致不易受孕，即使受孕，胚胎也不易著床成功，而造成習慣性流產。

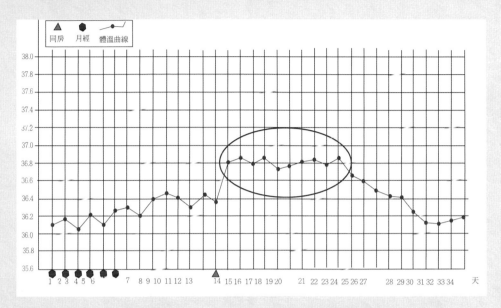

早期流產圖例　高溫持續超過 16 天以上，生理期不穩，要加強調養。

　　高溫超過 16 天以上才降下來，表示早期流產的徵兆，大多是胚胎有缺陷或異常，是大自然的淘汰機制，表示媽媽的子宮環境還未調理好或卵子品質不佳，只要再接再厲，很快就能有好消息的。

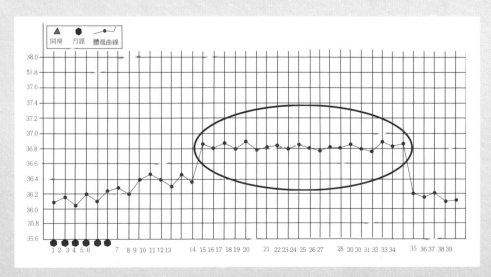

黃醫師的生理期
四階段助孕湯療大公開

以中醫療法，透過辨明體質、對症調養的方式，週期雖長卻不會有任何副作用，解決根本問題，效果更顯著。

「黃醫師，我都有喝四物湯做保養，但生理期怎麼還是不舒服？」

相信很多女性朋友都會把四物湯當作補血的法寶，但其實並不是每個人都適合飲用，因為四物湯藥性偏熱性，只適合血虛且體質偏寒的人，如果換成熱性體質的人自然就不適合，吃了反而會出現失眠、口乾舌燥、嘴破或長青春痘等症狀都一一跑出來了，長期下來，不僅無法調經，反而會造成月經不規則！

女生進入青春期後，首先要面臨許多的變化，其中一個便是月經的來潮。這個每月都會來報到的好朋友，象徵了女性開始擁有生殖能

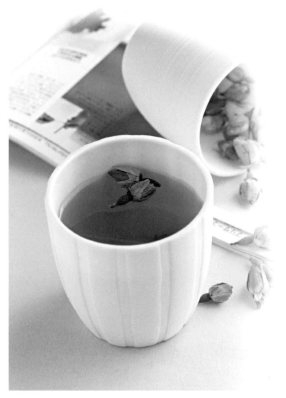

力的第一步。不過，我碰到的絕大多數的女孩子，很多都為「好朋友」所苦，情緒煩躁易怒、猛長痘子、腰痠背痛、頭痛噁心、嚴重痛經或經前症候群等，甚至很多女性還有月經失調的現象，伴隨而來的就是經血過量、經期時間拖得很長等困擾。

自我從事婦科醫療之後，碰過太多類似這種不清楚自己的體質，亂吃亂補一通的病例，最後大部分女性都將這位好朋友看成了麻煩鬼。但只要透過正確的調養，每個女生絕對可以自在的跟好朋友共處，所以，與其每個月都去吃藥止痛，不如以中醫療法，透過辨明體質、對症調養的方式，週期雖長卻不會有任何副作用，對解決根本問題將有顯著效果。

就中醫的觀點，月經週期調理法是以補腎為基礎，透過「腎—沖任—天癸—胞宮」間的調節平衡來改善性腺的功能，最具體的作法便是依據月經週期中的四個階段，針對女性的生理特性分段論治。挑選最適合當階段生理特質的中藥進行調養，對一般常見的婦科疾病及不孕症可達到一定的治療效果。

第一階段：行經期
（月經來 1-6 天）

【調養重點】行經期調經、活血通絡
【對症湯療】當歸烏骨雞湯（P60）、當歸生薑羊肉湯（P61）、丹參烏骨雞湯（P62）

　　這是女性身體正在進行新舊交替的時期，排出陳舊的經血才能有利於下一輪新週期的開始，否則老舊經血將會危害內膜的新生，導致週期落後，經期延長。因此這一階段的調養重點就是調經、活血通絡，使經血排泄更通暢，根據不同狀況，有時也會搭配溫經止痛的中藥。生理週期四階段各有藥膳飲食，建議食用一至兩帖即可。

　　女性身體在行經期會感到特別疲累困倦，這是體內的元氣大量流失的關係，充足的休息、睡眠及均衡的營養是很重要的，飲食上最好以清淡烹調為主，多補充高纖維質的食物，可幫助緩解經期間的便秘症狀。

第二階段：經後期
（月經來 7-13 天）

【調養重點】補虛養血、補腎滋陰
【對症湯療】肉蓯蓉煮蚵仔湯（P63）、茱熟燉排骨湯（P64）、枸杞肉絲湯（P65）

　　是指行經期結束，至經間排卵的這一段時間，經歷過行經期後，此階段多半會呈現血虛的狀態，因此特別要重視「補虛養血、補腎滋陰」，促進子宮內膜的修復並維持正常生長。通常我都會在滋陰方藥中，加入少量助陽藥物，達到陰中求陽的目的。

　　在日常飲食方面，經後期可以多攝取含有豐富鐵質的食物，選擇顏色較深的食物，例如深綠色蔬菜、牛肉、鮭魚、紅棗、黑芝麻、紫菜、紅豆、紅菜和葡萄乾等，可增進造血能力。培養規律的運動習慣，也能促進血液循環、增加新陳代謝，有助於對體內荷爾蒙的協調。

第三階段：經間期
（月經來 14-20 天）

【調養重點】溫補腎陽、補腎活血
【對症湯療】益菟當歸蛋湯（P66）、杜仲枸杞田七湯（P67）

　　這一個階段就是所謂的排卵期，是受孕能力開始活躍的時候，宜採「溫補腎陽、補腎活血」的方式，為子宮營造出一個溫暖、營養充足的環境，中醫臨床常用的方法是使用滋養陰血的藥物提高重陰水平，並且配有一定劑量的活血化瘀藥以促進血氣活動，順利誘導排卵。

　　有計畫生寶寶的女性，平時要做好基礎體溫的測量來預測排卵時間，在排卵期前後放鬆心情，為受孕做好準備；還未計畫當媽媽的女生則要做好避孕措施。因為此時子宮頸腺體會分泌黏液，要特別注意保持乾爽，避免長時間使用護墊，盡量別穿緊身褲。

第四階段：經前期
（月經來 21-28 天）

【調養重點】掌握陽與氣，幫助經血調節
【對症湯療】香菇鮭魚蛋包湯（P68）、鎖陽牛肉湯（P69）、鹿茸燒蝦湯飲（P70）、紅豆湯（P71）

　　是指經間排卵期後至行經前的這一個階段，也就是黃體期。黃體素表現的「陽」作用，不僅有助溫養胚胎，而且有利於子宮內膜分泌來排泄經血；而經前期大多有心肝氣鬱的現象，運用理氣法可緩解，因此在中醫調理上要掌握陽與氣兩者的相合，幫助經血的統攝及調節。

　　經前期女性會有水腫症狀，是因為黃體素的作用，形成水分積存體內，可多吃紅豆、薏仁等排水利濕的食物，日常飲食要清淡少鹽，避免油炸食物，保持規律的生活及充足睡眠，避免熬夜，可減少青春痘的生成。此一階段受到荷爾蒙的影響，食慾會變得較好，但是要小心別吃太多了！

當歸烏骨雞湯

適用：行經期（月經來 1～6 天）
寒性體質

補血和血
調經止痛

材料

食材：烏骨雞腿 1 隻、
米酒 1 碗、蔥、薑各 15
公克，鹽、胡椒粉 1/2
小匙
藥材：當歸片 6 錢

作法

1. 當歸先用少許米酒炒
   一下；烏骨雞腿放入
   滾水中汆燙，撈起、
   洗淨去除雜質；薑洗
   淨、切片，蔥洗淨、
   切段。
2. 全部材料加 5 碗水一
   同放入電鍋內燉煮，
   外鍋加 1 杯水，按下
   開關，等開關跳起，
   加入調味料拌勻即可
   食用。

喝法

每 2 週喝 1 次即可。

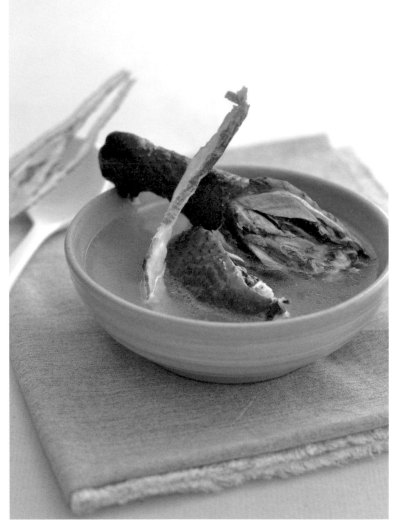

1. **當歸**是極為常見的補血補氣藥材，廣泛用於許多中藥方劑中，
   因而有「十方九歸」的稱呼。由於其活血、治月經失調及痛
   經的功效十分顯著，因此也是女性朋友愛用的補藥之一。
2. 從皮到骨全身都黑的**烏骨雞**，一向都是燉補藥膳的首選食
   材，所含的蛋白質、胺基酸及鐵質都比普通肉雞高出很多，
   脂肪含量及熱量卻較低，是很適合女生的滋補佳品。

當歸生薑羊肉湯

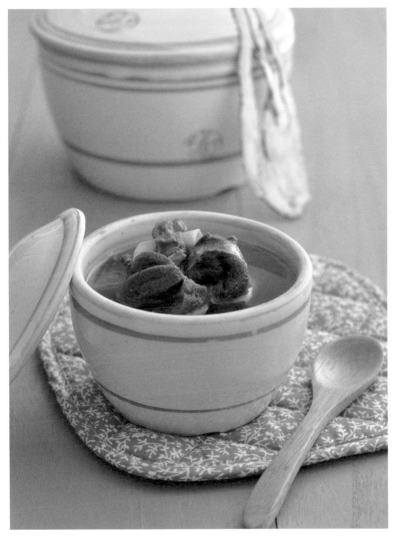

適用：行經期（月經來1～6天）
寒性體質

改善脾腎虛寒
虛弱體質
祛寒保暖

材料

食材：羊肉塊 300 公克、
米酒 1/2 碗、鹽適量
藥材：當歸 5 錢

作法

1. 當歸、生薑放入鍋中，加入 3 碗水及米生薑 30 公克酒，煎煮至剩 2 碗藥汁的量，撈除藥渣。
2. 羊肉塊汆燙一下，放入鍋內與藥汁同煮至熟，最後加入調味料即可。

喝法

每 2 週喝 1 次即可。

1. 所謂「冬有生薑，不怕風霜」，講的正是**生薑**的祛寒溫暖效果，平素怕冷、手足冰冷的人可多食用。所含之胺基酸、磷、鐵等成份，對促進血液循環，加速新陳代謝也具有功效。
2. 一到冬天就非常受歡迎的**羊肉**，對脾腎虛寒，虛弱體質的人尤其好；與其他肉類相較，蛋白質、鈣、鐵質含量較高，膽固醇卻較低，不過因為羊肉性質偏熱，容易有上火症狀的人最好小心食用。

丹參烏骨雞湯

適用：行經期（月經來1～6天）
熱性體質

活血祛瘀
涼血止痛
養血安神

材料

食材：烏骨雞腿 1 隻、
蔥 1 枝、薑 1 小塊、米
酒 1 碗
藥材：丹參 5 錢
調味料：鹽、胡椒粉、
雞粉適量

作法

1. 材料洗淨，薑切絲，
   蔥切段；烏骨雞腿切
   塊，放入滾水汆燙，
   撈起、洗淨去除雜質
   備用。
2. 全部材料加 3 碗水一
   同放入電鍋內燉煮，
   起鍋後再加入調味料
   即完成。

喝法

每 2 週喝 1 次即可。

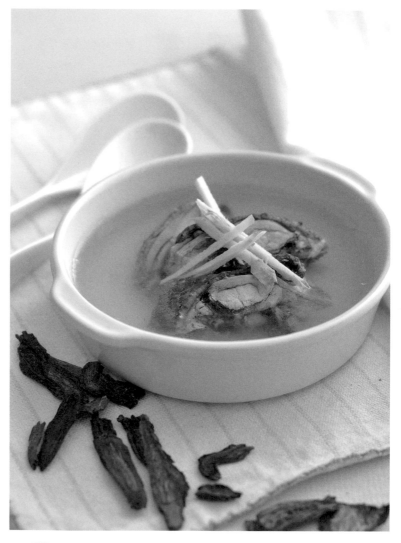

在《神農本草經》中被認為是可以強身防老的**丹參**，據現代
研究發現，對人體多數系統都有保護的作用，尤其對平日常
感胸悶、頭痛、失眠的人，幫助修復心腦血管的機能有很好
的效用。女性若是屬於經血量較多且無瘀血症狀者，則要避
免服用。

肉蓯蓉煮蚵仔湯

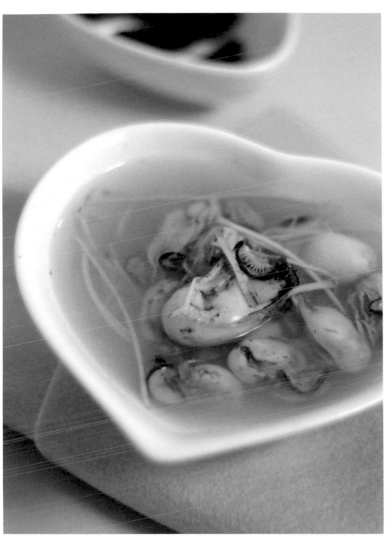

適用：經後期（月經來 7 ～ 13 天）
寒性體質

補腎益精滋陰

材料

食材：蚵仔 250 公克、薑 1 小塊、米酒 1/2 碗、紹興酒少許
藥材：肉蓯蓉 5 錢
調味料：鹽、雞粉 1/2 小匙

作法

1. 肉蓯蓉放入鍋中加紹興酒略炒；蚵仔洗淨；薑洗淨、切絲。
2. 將肉蓯蓉及米酒放入電鍋內，加 3 碗水後按下開關，待電鍋跳起，加入蚵仔及薑絲，燜熟，起鍋前加入調味料即可。

喝法

每 2 週喝 1 次即可。

1. **肉蓯蓉**主要產於內蒙古、新疆等地，加上其珍貴的藥用價值，所以有「沙漠人參」美稱。是治女性不孕的常用藥，且具有潤腸通便之效，也常見於補腎壯陽的藥方中。
2. **蚵仔**是海鮮食材中用來補充鈣質不錯的來源，內含維生素 B_{12} 有助血液代謝，適合有貧血傾向者食用。

茱熟燉排骨湯

適用：經後期（月經來 7〜13 天）
熱性體質

補腎益精
溫腎助陽
清火

材料

食材：排骨 300 公克、
薑 1 小塊、米酒 1/2 碗、
蔥 1 支

藥材：山茱萸 3 錢、熟
地黃 5 錢、黃柏 1 錢、
知母 1 錢

調味料：鹽、雞粉、胡
椒粉適量

作法

1. 藥材加 5 碗水煎成 3
   碗藥汁，去渣備用；
   排骨放入滾水汆
   燙，撈出、洗淨雜質；薑
   拍鬆，蔥切段。
2. 材料及米酒一同放入
   電鍋內燉煮，起鍋前
   加入調味料即可食
   用。

喝法

每 2 週喝 1 次即可。

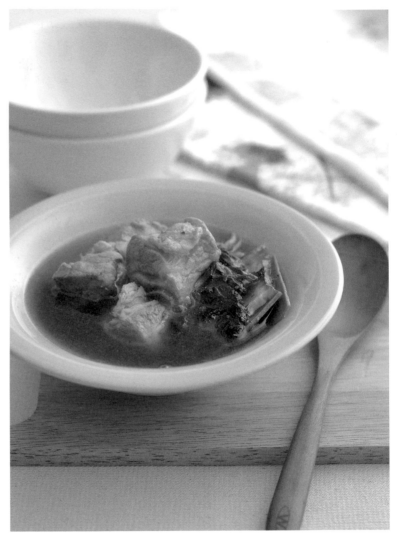

 Tips

1. **熟地黃**就是熟地，也是四物湯中常用藥材之一，滋陰補血功效
   佳，對月經異常、生理期血塊多具有療效，與當歸、白芍搭配可
   增養血之效；與山茱萸同用，補肝養腎效果更加倍。
2. 在《本草綱目》中稱**山茱萸**為肉棗，酸微溫質潤，其性溫而
   不燥，補而不峻，既能補腎益精，又能溫腎助陽；既能補陰，
   又能補陽。尤其女性在經後期特別虛弱，即用來補強。

枸杞肉絲湯

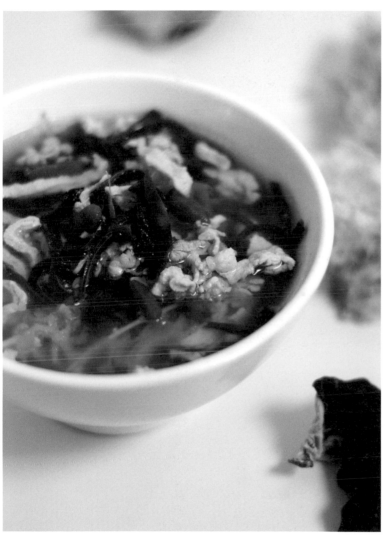

適用：**經後期**（月經來 7 ～ 13 天）
熱性體質

滋肝補腎
抗老益壽

材料

食材：豬瘦肉 150 公克、
黑木耳 40 公克、白木
耳 40 公克、米酒少許、
薑絲適量。
藥材：枸杞 8 錢
調味料：鹽 1/2 小匙

作法

1. 瘦肉洗淨，切絲；黑、
   白木耳以溫水浸泡 30
   分鐘，撈出、去蒂頭
   及雜質，洗淨，切絲；
   枸杞洗淨。
2. 鍋中放入少許的油燒
   熱，放入薑絲爆香，
   加入肉絲及黑、白木
   耳略炒，加入清水蓋
   過食材，煮滾後，加
   入枸杞、米酒及調味
   料攪拌均勻後，即可
   起鍋。

喝法

每 2 週喝 1 次即可。

Tips

1. **枸杞**除了最為人熟知的明目功效外，也有滋養肝腎、補益
   精血的好處，有利於生殖系統。雖然其藥性平和，但正在
   感冒發燒、或平時容易腹瀉的人，還是暫時別食用。
2. **白木耳**又稱銀耳、白耳子，因其附木而生，色白如銀，狀
   似人耳，故而得名。他可以增加免疫力，降低膽固醇以及
   穩定血糖，在經後這段時間也可幫助養顏美容。

益菟當歸蛋湯

適用：經間期（月經來 14～20 天）
寒性體質

化瘀、補血
補腎、通絡養血
增強排卵功能
提高受孕機會

材料

食材：雞蛋 2 顆
藥材：益母草 5 錢、菟
絲子 3 錢、當歸 3 錢

作法

1. 藥材以紗布袋裝好，
   與雞蛋放入鍋中加水
   淹過材料以小火煮滾。
2. 將雞蛋打入，煮至蛋
   熟，即可食蛋飲湯。

喝法

每 2 週喝 1 次即可。

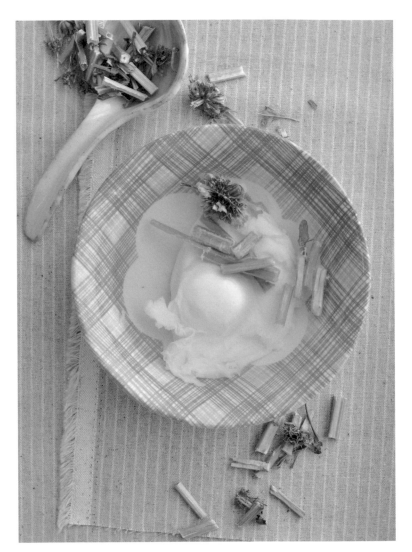

1. **益母草**由名字就可知道，這是對女性非常有益的藥材，因
   為對婦女產前產後各症均有效用而得名。
2. 主要用於治療月經不調，對化瘀、補血有奇效，現代醫學
   研究亦證實，益母草還有減緩心悸、滋養心臟的療效。

杜仲枸杞田七湯

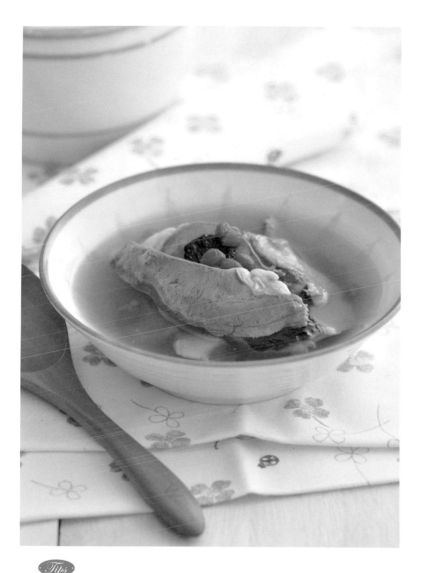

適用：經間期（月經來 14～20 天）
熱性體質

強肝補腎、通絡養血
補腰、壯筋骨
壯筋骨

材料

食材：豬腰 1 付、生薑
1 小塊、茶油適量
藥材：杜仲 5 錢、枸杞
3 錢、川七 3 錢
調味料：鹽、胡椒粉、
雞粉適量

作法

1. 藥材以紗布袋裝好，
   加 5 碗水煎成 2 碗藥
   汁，撈除藥材，留下
   藥汁備用。
2. 豬腰洗淨，切片，放
   入鍋中以生薑與茶油
   拌炒，撈起，與藥汁
   一同放入電鍋燉煮，
   起鍋前加入調味料拌
   勻即可。

喝法

每 2 週喝 1 次。

Tips

1. **杜仲**是很多女性在坐月子時少不了的藥材。杜仲自古以來便是強肝補腎、補腰、壯筋骨
   的良藥，還能降血壓、抗衰老，搭配川七（田七）有通筋活絡、活血去瘀的功效。
2. **豬腰**就是豬腎，中國人素有以形補形的概念，因此認為吃豬腰也有強腰補腎的作用；另
   外含有豐富的蛋白質，還有大量的硒元素，可維持生殖系統的健康，並強化免疫功能、
   預防癌症。

香菇鮭魚蛋包湯

適用：經前期（月經來 21～28 天）
熱性體質

幫助經血的統攝及調節
補氣、降血糖

材料

食材：豆苗 15 公克，
豆腐 1/4 盒，鮭魚 50 公
克，雞蛋 1 顆，乾香菇
2 朵，鴻喜菇 20 公克
調味料：鹽少許

作法

1. 香菇泡水、去蒂；泡
   香菇的水留下備用；
   豆苗、鴻喜菇均洗
   淨，豆腐切塊，鮭魚
   切小塊。
2. 鍋中倒入少許的油燒
   熱，放入乾香菇爆
   香，待香味逸出，倒
   入泡香菇的水，及另
   外 2 碗水煮滾，加入
   鮭魚、豆腐、鴻喜菇
   略煮。
3. 最後加入調味料，打
   入雞蛋，放入豆苗煮
   熟後即可撈出盛盤。

喝法

每 2 週喝 1 次即可。

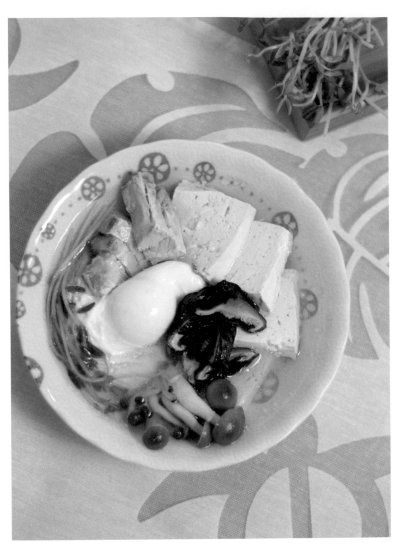

1. **雞蛋**是攝取蛋白質的最佳來源，一個 60 公克的雞蛋，大約
   含有 40 毫克的優質膽固醇。蛋白中含有殺菌酵素與抗癌物
   質，有助於消除自由基、長保青春以及延緩皮膚衰老。
2. **乾香菇**是用日曬或人工方法製成，使用前須先泡熱水 20 分
   鐘。香菇含有 18 種胺基酸及各類維生素，還具有補氣及降
   血糖的功用。

鎖陽牛肉湯

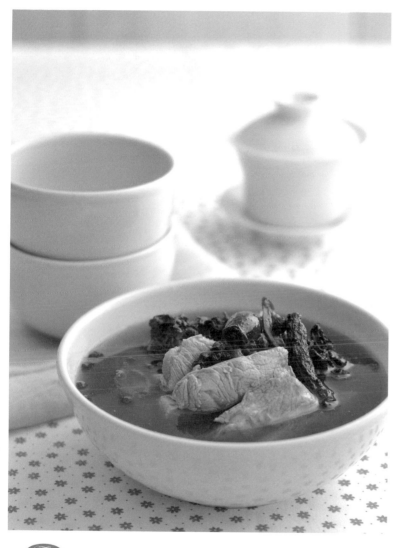

適用：經前期（月經來 21～28 天）
寒性體質

補腎壯陽，益精填髓

材料

食材：牛肉 150 公克，米酒 1 碗，薑 1 小塊，蔥 1 支，花椒少許。

藥材：鎖陽 4 錢，仙茅 2.5 錢，枸杞子 4 錢，金櫻子 2.5 錢，熟地 2.5 錢，菟絲子 2.5 錢，山藥 4 錢，蜂房 2 錢，仙靈脾 2.5 錢，五味子 2 錢

調味料：鹽 1/2 小匙

作法

1. 藥材事先以紗布袋裝好，加 5 碗水煎成 3 碗藥汁。
2. 牛肉洗淨，切塊；薑拍扁，蔥切段；所有材料與藥汁一同放入電鍋燉煮，起鍋前加入調味料即可。

喝法

每 2 週喝 1 次。

1. **鎖陽**對女性月經失調有效；此外有壯陽、固腎、養血之效，對男性陽痿早洩也有功效。許多研究發現，鎖陽還有清除體內自由基、增加免疫調節能力、抗衰老的作用，也無怪乎它有「不老藥」的美稱。
2. **牛肉**高蛋白、低脂、含豐富鐵質的特色，使其成為女性補血的極佳來源。由於具有暖胃、補中益氣的效果，特別適合在冬天食用，也是病後虛弱、氣血兩虛者用以強健身體的好食材。

鹿茸燒蝦湯飲

適用：經前期（月經來 21～28 天）
熱性體質

補氣血、壯陽
益精填髓
強筋骨

材料

食材：鹿茸 6 公克、蝦子 200 公克、米酒 1/2 碗、雞高湯 2 碗
調味料：鹽少許

作法

1. 鹿茸磨成細粉；蝦子切背挑去腸泥，放入滾水汆燙，撈出、瀝乾。
2. 鍋中放入雞高湯煮滾，加入鹿茸粉、蝦子、米酒一起煮熟即可調味。

喝法

每 2 週喝 1 次即可。

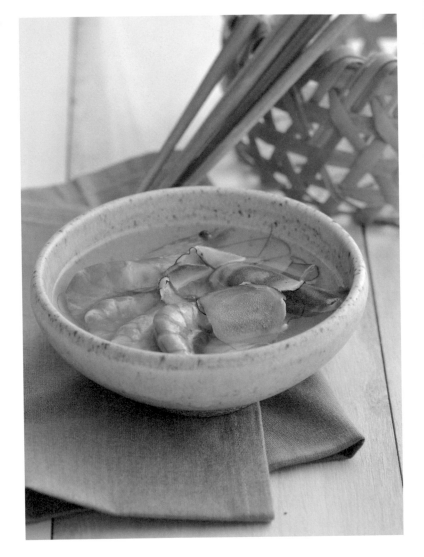

1. **鹿茸**能溫暖子宮、增加抵抗力，也很適合貧血、體弱、倦怠者服用。此外，《本草綱目》記載：「鹿茸性甘溫，為壯陽之品。」可以增加性機能。
2. **蝦**含有極優秀的蛋白質與礦物質，其中豐富的鎂質，是調節心臟、保護心血管的重要元素。一般都認為它是補腎壯陽的海鮮食材代表，肉質鬆軟易消化的特點也利於其他年齡層食用以滋補元氣。

紅豆湯

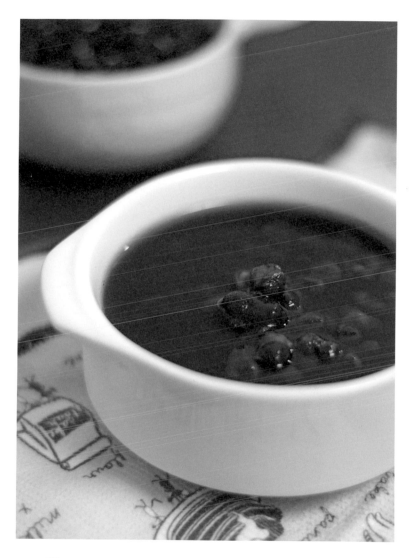

適用：經前期（月經來 21～28 天）
熱性體質

- 消除水腫
- 補血、利尿
- 解毒排膿

材料

紅豆 100 公克，糖適量

作法

1. 紅豆洗淨，以冷水浸泡至少 4 小時以上。
2. 將水倒掉後，放入電鍋內鍋中，重新加入清水（水位高度需淹過一節手指），外鍋加入一杯水，按下開關煮熟，最後以糖調味即可。

喝法

每 2 週喝 1 次即可。

紅豆富含維他命 B_1、B_2、蛋白質及多種礦物質，同時富含纖維以及葉酸。性平，味甘、酸，我們的老祖母都用來防疫。它的功效包括補血、利尿、解毒排膿，因此女性在經前期有水腫症狀時可以多多食用。

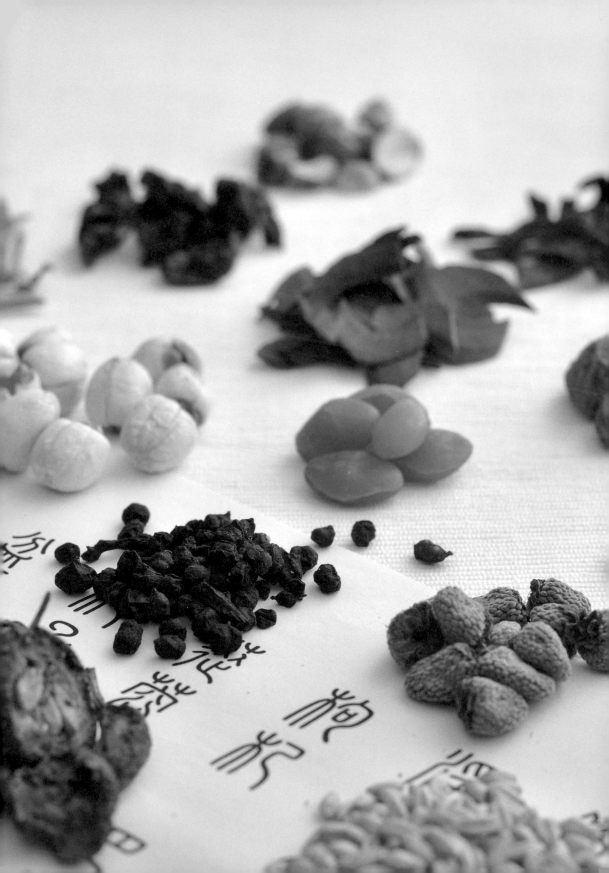

用一碗湯助孕，
跟著四季用簡單易做的湯品
強化生育力

所謂的春生、夏長、秋收、冬藏，
就是順應四時的原則，與四季同行。
其實中醫的養生觀也是如此，春天就該保肝脾，
夏天應當養心氣，秋天應該滋養肺，冬天以顧好腎為宜。
現在，跟著黃醫師的腳步，
用一碗簡單又易做的湯品，來強化孕氣。

順應四季節氣，選對食材
輕鬆做出好喝又能助孕的湯品

　　《黃帝內經》的養生原則，就是因天之序，順應四時、東西南北，並依循春生、夏長、秋收、冬藏的原則。中醫的養生觀也是如此認為，我們應該與自然萬物達到一個和諧的狀態，所以理應依照一年四季的氣候變化規律以及特性來安排日常生活作息，在飲食方面更應如此，因此也就發展出四季的膳食調養原則「春季升補，夏天清補，秋季平補，冬天滋補」，來達到提升孕氣的終極目標。

春季湯療保肝脾

　　春天是萬物開始發育生長之際，人體此時的肝氣較旺，在生理上會有口乾舌燥、嘴破、便秘等症狀，情緒上只要稍受刺激就比較容易動怒，因此在情緒上宜調柔，保持開闊樂觀的心情。

　　中醫所說的肝臟系統主要負責藏血、疏泄，具有儲存身體養分並調節新陳代謝的作用。而人體的肝經正是晚上十一點至一點運行，膽經則是凌晨一點到三點，也就是說半夜是血液回歸到肝臟的時辰，因此利用春季好好讓肝膽循環做一個階段性的安養是很必要的，充足的睡眠、不熬夜都是基本的保養重點，在飲食方面宜滋養肝陰，可以食用辛甘、溫補陽氣的食物，可及時補充能量。至於中藥材調理的藥膳，倒不需要特別補充，注意多吃新鮮蔬果，可避免各種發炎症狀找上身。要少吃寒性食物，會使肝氣更旺的酸味食物也要避免，多吃的話會妨礙脾胃的運作功能。

[　OK　] 五穀類、芹菜、黃豆、芝麻、花生、核桃、蕎麥麵等。

[　NG　] 黃瓜、蓮藕或綠豆芽、辛辣、具刺激性或油炸、燒烤等食物。

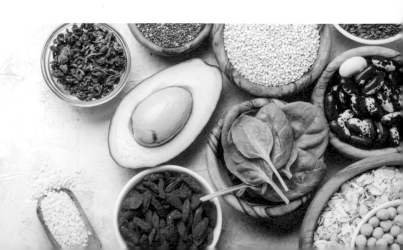

肉蓯蓉蛤蜊湯

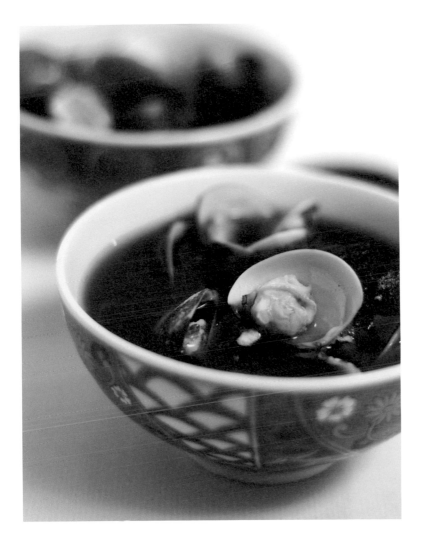

適用：陽虛體質

男子不孕、陽痿
腰膝痠軟等症

材料

食材： 蛤蜊 250 公克、
薑 15 公克、蔥 1 枝、
紹興酒 5 碗、米酒 1/2
碗、鹽適量
藥材： 肉蓯蓉 5 錢

作法

1. 鍋中放入 1 碗紹興酒
   與 5 碗水，再放入肉
   蓯蓉，煎成 3 碗量的
   湯汁，去渣備用；蛤
   蜊吐砂後洗淨；薑洗
   淨、切片；蔥洗淨、
   切段。
2. 鍋中倒入肉蓯蓉湯
   汁，再加上 1/2 碗的
   米酒，大火煮滾後放
   入蛤蜊，待蛤蜊全開
   後，加入薑、蔥，以
   及鹽調味即完成。

喝法

每週喝 1～2 次即可。

1. **注意事項：脾胃虛弱、便溏、相火旺者忌服。**
2. **肉蓯蓉**含有大量的胺基酸、維生素和礦物資，和微量元素有鉀、鈉、鈣、鋅、錳、
銅等。大大有利於人體健康。用於陽痿、不孕、腰膝痠軟、筋骨無力、腸燥便秘。
3. **蛤蜊**的營養特點是高蛋白、高微量元素、高鐵、高鈣、少脂肪。它含有蛋白質、
脂肪、碳水化合物、鐵、鈣、磷、碘、維生素、胺基酸和牛磺酸等多種成分。

肉蓯蓉羊肉湯

適用：陽虛體質

女子不孕、帶下、血崩

材料

食材：羊後腿肉片 150
公克、薑 15 公克、蔥 1
枝、紹興酒 5 碗、米酒
1/2 碗、鹽 1 小匙、白
胡椒適量
藥材：肉蓯蓉 5 錢

作法

1. 鍋中放入 1 碗紹興酒
   與 5 碗水，再放入肉
   蓯蓉，煎成 3 碗量的
   湯汁，去渣備用；薑
   洗淨、切片；蔥洗淨、
   切段；羊肉片汆燙、
   撈出。
2. 鍋中倒入肉蓯蓉湯
   汁，再加上 1/2 碗的
   米酒，以大火煮滾後
   放入羊肉後關火，加
   入薑、蔥、鹽、白胡
   椒粉調味即成。

喝法

每 2 週喝 1 次即可。

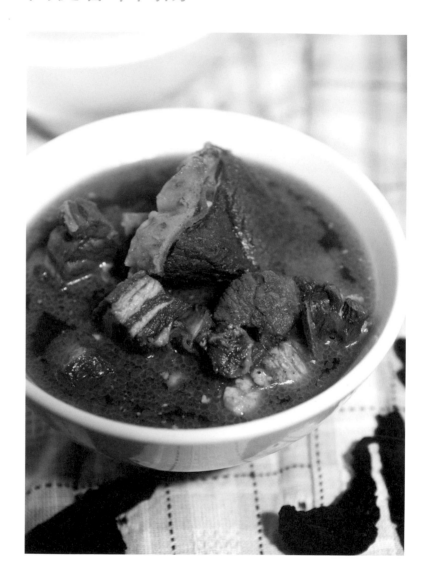

1. **注意事項：**脾胃虛弱、便溏、相火旺者忌服。羊肉不可與醋、南瓜、西瓜、茶同服。
2. **肉蓯蓉**含有大量的胺基酸、維生素和礦物資，大大有利於人體健康。另外亦含有類似睪
   丸酮和雌二醇樣的物質，以及微量元素有鉀、鈉、鈣、鋅、錳、銅等。
3. **羊肉**中含脂肪少，蛋白質豐富，含有較高的鈣、鉀、維生素 B1 等，膽固醇含量也低。

紅棗山藥排骨湯

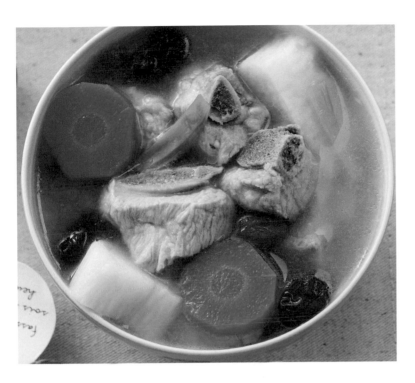

適用：氣虛體質

男女不孕
強化精卵品質

材料

食材： 排骨 300 公克、山藥 100 公克、紅蘿蔔 5 片、薑片 4 片、蔥段適量、米酒 1 大匙、鹽 1/2 小匙

藥材： 紅棗 5 粒

作法

1. 排骨洗淨汆燙去血水，撈出後用清水洗淨；山藥洗淨去皮切塊；紅棗洗淨，稍捏破表皮。
2. 取一個電鍋內鍋，放入所有食材，再加水蓋過材料，放入電鍋中，外鍋加一杯水，燉煮至開關跳起，加入鹽調味即完成。

喝法

每週喝 1～2 次即可。

1. **山藥**中含有大量澱粉及蛋白質、維生素 B 群、維生素 C、維生素 E、粗蛋白胺基酸、膽汁鹼（choline）、尿囊素（allantoin）等。其中重要的營養成分山藥皂苷，是合成男女性荷爾蒙的先驅物質，具有滋陰補陽、增強新陳代謝的功效。
2. **紅棗**含有豐富的維生素、果糖和各種胺基酸。中醫認為紅棗性溫，可改善血液循環，使臉色紅潤。

蒜頭山藥排骨湯

適用：痰濕體質

男子不孕
腎虛夢遺、滑精
早洩、陽痿

材料

食材：排骨 300 公克、
山藥 150 公克、蒜頭 10
粒

作法

1. 排骨洗淨汆燙去血
   水，再用清水洗淨；
   山藥洗淨去皮切塊；
   蒜頭剝皮洗淨。
2. 取一湯鍋，放入排
   骨、山藥、蒜頭、米
   酒一大匙加水蓋過材
   料，置入電鍋中燉煮
   約 30 分，最後加入
   少量鹽調味即成。

喝法

每 2 週喝 1～2 次即可。

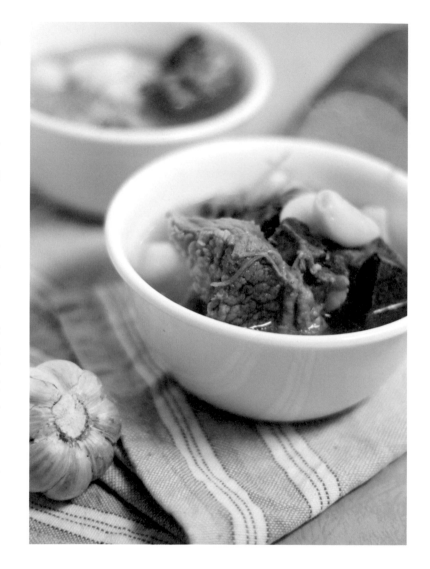

1. **注意事項：**新鮮的山藥橫切面肉質是雪白色的，橫切面為黃色及表面有異常斑點的山
   藥不要買。
2. **山藥**平補肺、脾、腎、三焦氣陰，填精固腎，澀精止遺，使氣血生化有源，是氣陰不足、
   下焦不足之要藥，對腎虛夢遺、滑精、早洩、陽痿有較好的療效。
3. **豬肉**是含維生素 B_1 最豐富的食物之一。而維生素 B_1 與大蒜所含有的蒜素維合在一起，
   能有消除疲勞、恢復體力的作用。

韭菜鮮蚵豆腐湯

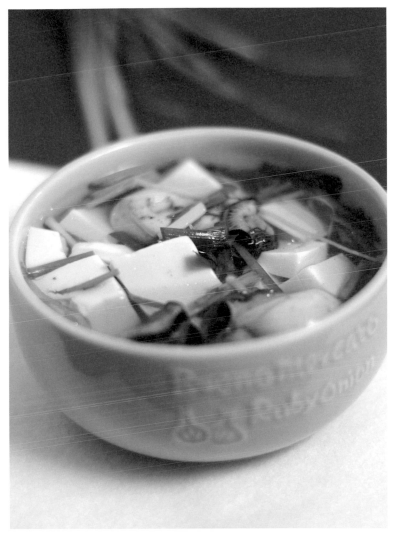

適用：**陽虛體質**

男女不孕
有健胃、提神、溫暖作用
為振奮性強壯藥

材料

食材：韭菜 50 公克、鮮蚵 200 公克、嫩豆腐 1 塊、鹽、白胡椒、雞粉各適量

作法

1. 韭菜洗淨、切段；嫩豆腐切小塊；鮮蚵洗淨瀝乾水分，備用。
2. 取一湯鍋，倒入水煮滾後，放入嫩豆腐塊略煮一下，再繼續放入鮮蚵，加入調味料煮至熟入味。
3. 最後再放入韭菜段拌勻即可。

喝法

每週喝 1～2 次即可。

1. **注意事項：韭菜性偏溫熱，凡陰虛內熱或眼疾、瘡瘍腫毒不宜食用。**
2. **韭菜**含有揮發油及硫化物、蛋白質、脂肪、糖類、維生素 B、維生素 C 等。為振奮性強壯藥，有健胃、提神、溫暖作用。是男女房事後常用的食療藥膳。

黃耆西洋參烏雞湯

適用：氣虛、陰虛體質

男女不孕
提神、溫暖
增強免疫力

材料

食材：烏骨雞腿 1 隻、
薑 5 片
藥材：西洋參 3 錢、紅
棗 12 粒、黃耆 3 錢

作法

1. 烏骨雞腿整隻洗淨，
   放入滾水中汆燙去血
   水。紅棗洗淨去核，
   帶核的棗子性燥，所
   以去核備用。
2. 取一湯鍋，放入烏骨
   雞腿、紅棗、黃耆及
   西洋參加水蓋過材
   料，置入電鍋中燉煮
   約 30 分，最後加入
   少量鹽調味即成。

喝法

每 2 週喝 1～2 次即可。

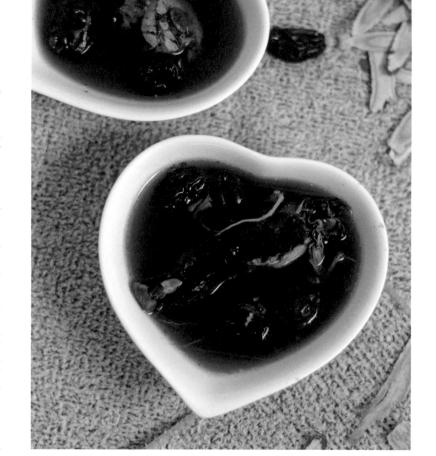

1. **注意事項：西洋參最適宜於氣陰兩虛有熱的病人，其獨特之處在於不熱不燥，凡不適
   合人參治療和熱補的人，均可用西洋參。**
2. **西洋參**又名花旗參。西洋參含有多種西洋參皂角苷、多糖、揮發油、多種胺基酸及 10
   種以上的微量元素等營養成分，其中鋅可以促進生長發育。
3. **黃耆**可明顯提高人體的免疫力。能改善人體的新陳代謝，有強心、抗衰老的作用。
4. **紅棗**含有豐富的維生素、果糖和各種胺基酸。中醫認為紅棗性暖、養血保血，可改善
   血液循環。

夏季湯療養心氣

　　夏季是一年之中陽氣最盛的時刻，此時氣候漸熱，很容易流汗，「汗為心之液」，發汗過度，心氣就容易消耗，心氣受損，就會出現幾種明顯的症狀，如中暑、氣短乏力、引發皮膚病，甚至休克等。利用夏天好好保健，心氣養足，不但可以清涼過一夏，還能減少煩躁情緒，愉快度過。

　　夏天晝長夜短、陽盛陰虛，又因為白天屬陽、晚上屬陰，所以夏季可以稍微晚一點睡，但是年紀較長者宜十一點前就寢，年輕人則不要超過十二點半，如果晚睡，隔天仍需早起時，中午最好再補個午休，來補充因晚睡而造成的睡眠不足，並調養心氣。有胸悶心悸的人在夏日午時特別容易感到不舒服，稍微午睡片刻也可得到緩解。

　　帶有苦味的食物，例如苦瓜、茄子、百合，或是絲瓜、香菜等等，有清熱、瀉火、降氣、解毒的作用，可刺激脾胃、提振食慾。另外像青草茶、涼茶、苦茶、冬瓜茶、薏仁湯、綠豆湯、蓮藕湯等湯湯水水的飲品亦有助消暑解熱，而炎夏吃西瓜最好，有利尿去濕之效。

　　不過生冷的瓜果蔬菜還是要慎食，過度食用反而會使濕氣積於體內，不易被消化，尤其冰淇淋或冰涼飲料等，糖分既高，也有損傷脾胃的運作，長期食用會出現食慾不振、腹痛、大便異常等症狀。

[OK] 橘皮、茄子、苦瓜、百合、絲瓜、青江菜、青草茶、苦茶、薏仁湯、綠豆湯、蓮藕湯。

[NG] 冷的瓜果蔬菜、冰淇淋以及冰涼飲品。

冰糖燕窩湯

適用：陰虛體質

女子不孕
陰津不足

材料

食材：燕窩 10 公克、
冰糖 20 公克
藥材：黨參 5 錢、帶芯
蓮子 5 錢、枸杞 3 錢

作法

1. 所有材料洗淨；將燕
   窩洗淨後以冷水泡發
   4 小時。
2. 將所有材料放入燉
   盅，加入適量的水，
   至少要蓋過食材，
   再放到電鍋。外鍋加
   一杯水，按下開關，
   等電鍋跳起待涼後，
   再加一杯水，再次按
   下開關，取出燉盅後
   稍涼放入果汁機中打
   勻，再放入冰箱冰鎮
   後，要食用時再盛入
   碗中即可。

喝法

每 2 週喝 1～2 次即可。

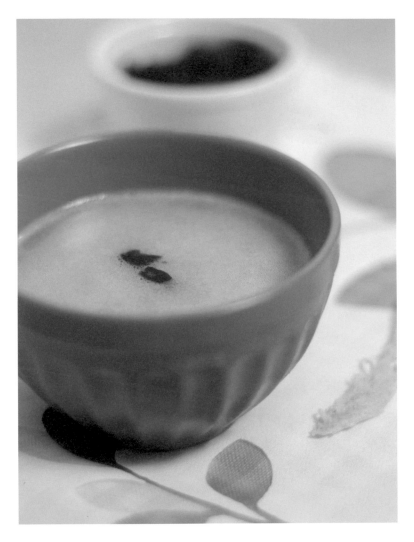

女性由於生理上有經、孕、產、乳等特點，易處於陰津不足
狀態，因此，女性在躁熱的季節應注意津液不足的問題。

參斛瘦肉湯

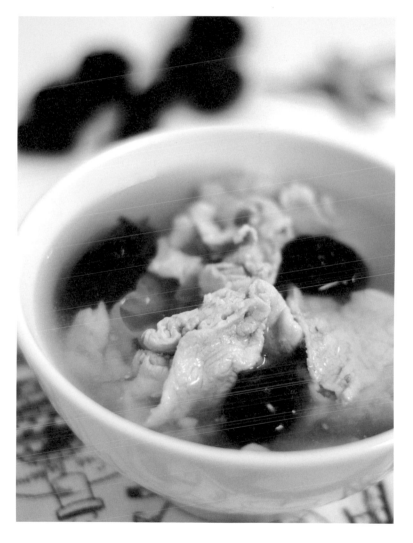

適用：氣虛、陰虛體質

女子不孕
滋陰清熱，調理身體機能
促進卵泡生長

材料

食材：豬瘦肉 150 公克、
薑 15 公克、蔥 1 枝、
鹽 1/2 小匙
藥材：黨參 1 兩、石斛
3 錢、紅棗 3 粒

作法

1. 將藥材用 5 碗水煎成
   3 碗藥汁，去渣備用；
   豬瘦肉切薄片洗淨；
   薑洗淨、拍鬆，蔥洗
   淨、切段。
2. 取一湯鍋，放入豬瘦
   肉、薑、蔥加藥汁，
   煮滾後加入少量鹽調
   味即成。

喝法

每週喝 1～2 次即可。

1. **注意事項：患有炎症疾病者，不可過服石斛。**
2. **石斛**清而不淡，補而不燥；具有滋陰清熱，調理身体機能，
   增進身體免疫力的功效。此湯能調節內分泌、填精增液，對
   女性潤養卵泡、促進卵泡生長有很好的作用。

猴頭菇雞肉湯

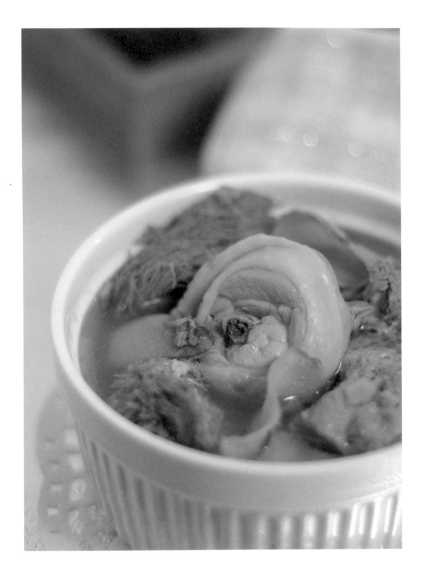

適用：氣虛、陰虛體質

男子不孕
神經衰弱睡眠差
消化不良

材料

猴頭菇 2 朵、雞腿 150
公克、薑片少許、麻油
1/2 小匙、鹽適量

作法

1. 猴頭菇用清水浸軟、
   洗淨，撈出擠乾水分
   後剪成小塊；雞腿去
   骨洗淨後切成小塊汆
   燙備用。
2. 將猴頭菇、雞腿、以
   及用麻油爆香的薑片
   一起放入湯鍋中加入
   4 碗水，放入電鍋中
   燉煮約 30 分，最後
   再加入少量鹽調味即
   完成。

喝法

每週喝 1～2 次即可。

此湯利五臟、安心神、助消化，適用於消化不良、神經衰弱
以及睡眠品質差者服食。

參耆玉米排骨湯

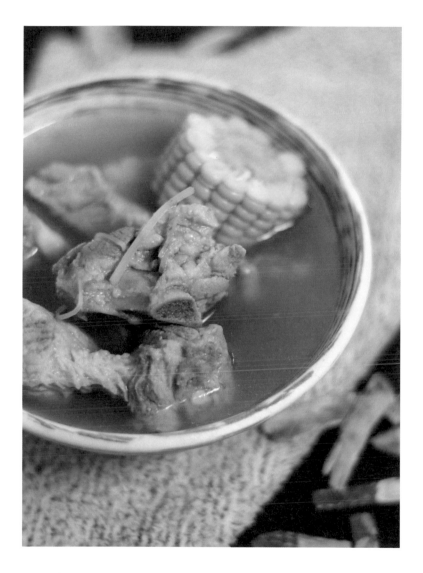

適用：氣虛體質

男女不孕
有加強荷爾蒙正常分泌的
作用

材料

食材：玉米 2 枝、排骨
300 公克、薑絲少許、
鹽 1/2 小匙
藥材：黨參 3 錢、黃耆
3 錢

作法

1. 玉米洗淨，剁成小塊；
   排骨洗淨汆燙去除血
   水，洗淨後撈出、瀝
   乾備用。
2. 取一湯鍋，放入玉
   米、排骨、黨參、黃
   耆及薑絲，再加水蓋
   過材料，放到電鍋中
   燉煮約 30 分，等開
   關跳起，再加入鹽調
   味即成。

喝法

每週喝 1～2 次即可。

1. **注意事項：容易便秘者忌服。**
2. **黨參、黃耆**都有補氣的功效，與玉米、排骨煮湯，不僅可以
   使湯汁鮮甜，也能促進血液循環、加強荷爾蒙正常分泌。是
   夏季大量出汗後，不燥熱的湯品。

棗仁人參茶

適用：氣虛、陰虛體質

男子不孕
失眠健忘、夜夢頻頻
不射精、不育

材料

食材：綠茶茶包、糖適量
藥材：酸棗仁 1.5 錢、人參鬚 2 錢

作法

1. 將酸棗仁炒香後，與人參鬚放入不織布袋中備用。
2. 將綠茶茶包與藥材包一起放入杯中，沖入熱開水，待味道釋出，再加入糖調味後服用，可反覆沖泡。

喝法

平日代茶飲。

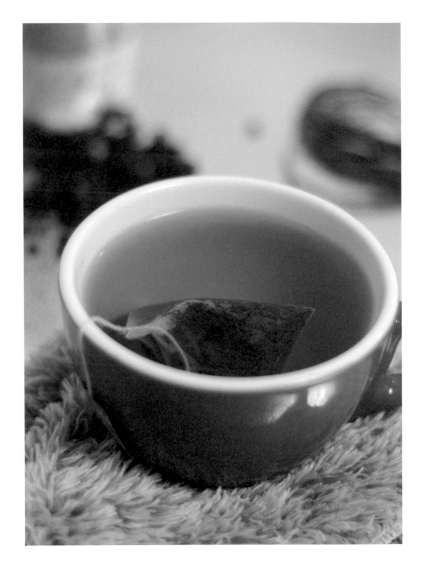

1. **注意事項**：有實邪、郁火及滑泄者忌食。
2. 此茶飲有補肝、寧心、安神功效。適用於失眠健忘、夜夢頻頻、不射精、不育等症。

番茄海鮮湯

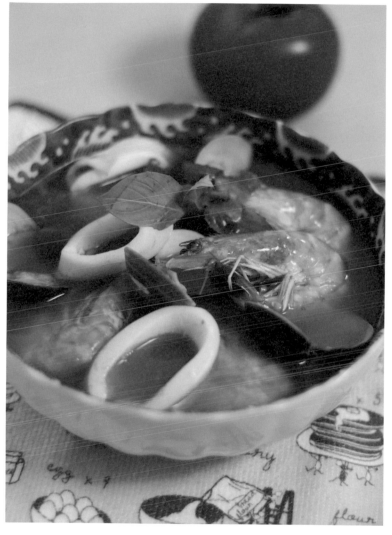

適用：痰濕體質

男女不孕

材料

蝦子 50 公克、蛤蜊 50 公克、透抽 50 公克、牛番茄 300 公克、雞高湯 240cc、九層塔、鹽、橄欖油、醋各適量

作法

1. 所有食材洗淨。番茄去蒂、去皮、切塊，透抽切成小段，蝦子切背挑除腸泥，
2. 鍋中放入少許橄欖油燒熱，放入番茄略炒，加入雞高湯，煮滾後加入海鮮煮熟，加入調味料拌勻，即可熄火，最後放上九層塔即完成。

喝法

每週喝 1～2 次即可。

1. **蝦貝等海鮮**，富含蛋白質、Omega-3、鈣和鐵，是補血養身的健康材料。此外，也含有多種人體必需礦物質，如鈣、鎂、鐵、鋅、硒、鉻等。更含有許多活性物質，如：蝦紅素、牛磺酸等，可抗氧化、潤澤肌膚，也是美容護膚的好幫手。
2. **番茄**：義大利人説「番茄紅了，醫生的臉就綠了」，番茄最好要加油添醋再加熱，煮熟後比生吃番茄的茄紅素一口氣多了七倍，這是因為，加醋能水解切斷碳連結，而加油能讓油溶性的茄紅素溶解。

秋季湯療滋養肺

　　天氣由熱轉寒，也是「陽消陰長」的過渡階段。古代的書籍中提到：「秋者陰氣始下，故萬物收。」意思是說，在秋天這個季節，陽光漸弱，陰氣漸長，正是萬物成熟收穫的季節，而人體的生理活動，也會隨之相應改變。《黃帝內經》中記載「春夏養陽，秋冬養陰」，意即為了適應秋天陰氣漸旺及萬物漸「收」的特性，在此時應該涵養陰氣。

　　中醫認為「燥」是秋天的主氣，稱為「秋燥」，涵養陰氣的關鍵在於「防燥護陰」。

　　因為氣候乾燥，許多人容易在這個季節出現口乾咽燥、呼吸不順、皮膚粗糙，或偶有便秘現象，因此飲食調養應以滋陰潤燥為主，平時可多吃些銀耳、菱角、山藥、梨、葡萄、百合、藕、蜂蜜、菠菜、乳製品等益胃生津之品，同時早晨喝粥也對滋潤身體有很大的幫助。

　　肺臟是人體與外界空氣交換的器官，最易受秋燥損傷，盡可能少吃蔥、薑、蒜等辛味食物，多食用性質平溫可補養元氣的白色食物，性質寒涼的白色食材則要避免，亦可適當選用人參、西洋參、杏仁、川貝等中藥材來滋養。

　　在中醫裡所說的「肺」，除了肺臟這個器官外，同時也包括了大腸、皮膚、喉嚨、支氣管、呼吸道等，只要照顧好此一系統，對於提升免疫力、加強體內水分代謝、養潤全身上下都會有莫大的功效。

[OK] 銀耳、菱角、山藥、梨、葡萄、百合、蓮藕、蜂蜜。

[NG] 蔥、薑、蒜、等辛味食物及花枝、白菜、白蘿蔔

西洋參養顏湯

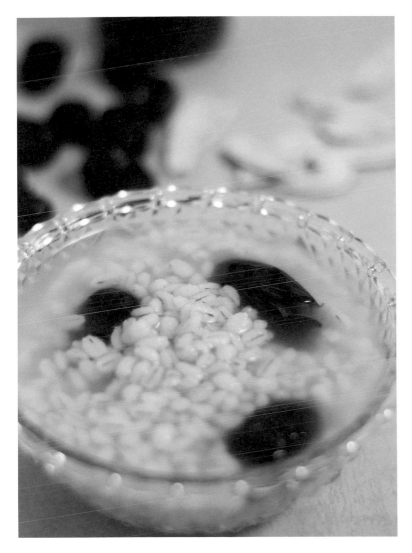

適用：氣虛體質

女子不孕

材料

食材：薏苡仁 1 兩、蜂
蜜適量
藥材：西洋參 3 錢、紅
棗 3 粒

作法

1. 薏苡仁洗淨、用溫水
   浸泡 30 分鐘，紅棗
   洗淨備用。
2. 將薏苡仁、西洋參、
   紅棗放入煲湯鍋，加
   入足量清水大火燒
   開，轉成小火煲 20
   分鐘，降溫後調入適
   量蜂蜜即可。

喝法

每週喝 1 次。

1. **注意事項：**孕婦禁食。
2. **薏苡仁**是一種美容食品，含維生素 E 和硒，具有美容及防癌
   等功效，常食可以保持人體皮膚細緻並充滿光澤。

銀耳枸杞人參雞湯

適用：陰虛、氣虛體質

女子不孕
目澀、皮膚乾燥
便秘

材料

食材：烏骨雞腿 1 隻、
白木耳 50 公克、蔥段、
薑片、八角、鹽各適量
藥材：枸杞 3 錢、西洋
參 3 錢、黃耆 6 錢、當
歸 3 錢

作法

1. 白木耳洗淨後，放入
   冷水中泡發；烏骨雞
   腿洗淨汆燙去血水，
   再用清水洗淨；西洋
   參、當歸、黃耆裝入
   中藥袋中備用。
2. 電鍋內鍋放入烏骨雞
   腿、蔥段、薑片、八
   角以及中藥包，加入
   適量清水蓋過材料，
   放入電鍋中，外鍋加
   1 杯水，按下開關燉
   煮約 30 分。
3. 開關跳起後，加入洗
   淨的枸杞、白木耳，
   撒入適量鹽，蓋上鍋
   蓋再燉煮 30 分鐘撈
   除中藥包即可食用。

喝法

每週喝 1 ～ 2 次即可。

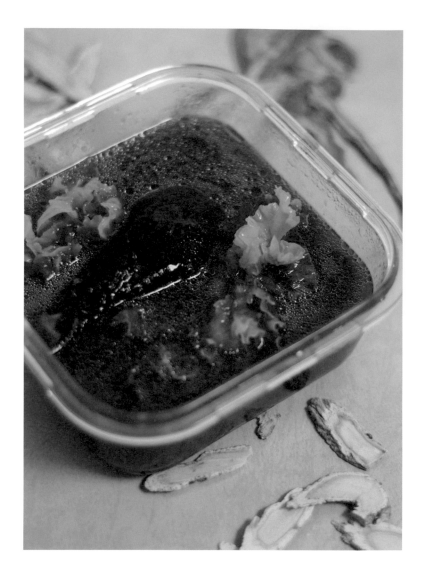

1. **注意事項：**風寒咳嗽、濕熱生痰，均忌食用。
2. **白木耳、枸杞；**對於平時極易口乾、目澀、皮膚乾燥、便秘、
   陰道乾澀、刺癢的婦女，平時可多吃。

五子補腎雞湯

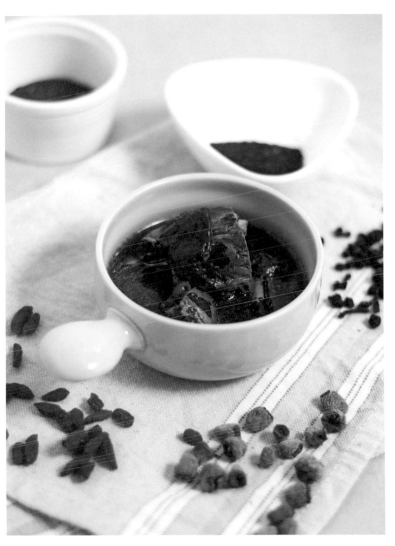

適用：陽虛體質

男女不孕
腎陽虛之陽痿、
夢遺、早洩
精冷不育
婦女子宮寒冷

材料

食材：烏骨雞腿 1 隻、
薑 1 小塊、米酒 1 碗
藥材：五味子 3 錢、菟
絲子 6 錢、枸杞子 8 錢、
車前子 2 錢、覆盆子 3
錢

作法

1. 將藥材用 5 碗水煎成
   3 碗藥汁，去渣備用；
   烏骨雞腿切小塊；薑
   洗淨、拍鬆。
2. 電鍋內鍋放入烏骨雞
   腿、藥汁、薑、米酒，
   外鍋加入 1 杯水，按
   下開關，等開關跳起
   後，最後加入鹽調味
   即完成。

喝法

每週喝 1 次即可。

1. **注意事項：**外邪濕熱、脾虛有濕及腹瀉者忌食。
2. 本藥膳源自古代名方「五子衍宗丸」，適用於腎陽虛之陽痿、
   夢遺、早洩、精冷不育以及婦女子宮寒冷；不孕等症。

山藥生地豬肉湯

適用：陽虛體質

男女不孕
腎陽虛所致的陽事不舉
精液稀少之不育
婦女子宮寒冷
不孕等症

材料

食材：豬瘦肉片 150 公克、去皮山藥塊 100 公克、米酒 1 碗、薑片 & 蔥段各適量、鹽 & 胡椒粉各適量
藥材：生地 5 錢、山茱萸 3 錢、五味子 3 錢、覆盆子 3 錢、當歸 3 錢、女貞子 3 錢、枸杞子 6 錢、龜鹿二仙膠 3 錢、黃精 6 錢

作法

1. 將除了龜鹿二仙膠外的藥材用 5 碗水煎成 3 碗藥汁，去渣後備用；取龜鹿二仙膠放入湯汁中溶化備用；薑洗淨後拍鬆，蔥洗淨後切段。
2. 將湯汁、豬瘦肉、山藥、薑、蔥、米酒一同放入鍋內，煮滾後加入調味料拌勻即成。

喝法

每週喝 1 次即可。

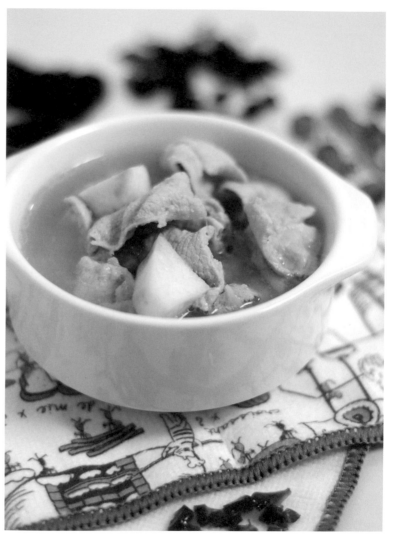

1. **注意事項：**陰虛火旺者忌食。
2. **龜鹿二仙膠**的龜板有免疫調節及中樞神經影響作用，可延緩衰老，而鹿角膠有增加血紅蛋白及紅血球、白血球的作用，可預防骨質疏鬆，增強免疫力；人參可興奮中樞神經，加強免疫力及造血機能；枸杞則具有提高免疫力及抗衰老作用，也有明目、保肝之效。

當歸山藥烏骨雞湯

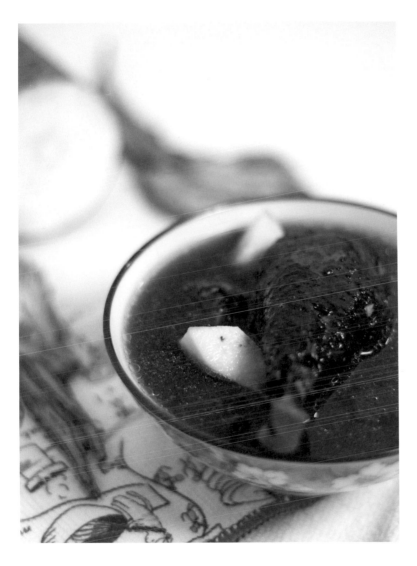

適用：氣鬱體質

女子不孕
月經不調、閉經不孕
腸燥便秘

材料

食材：烏骨雞腿 1 隻、
去皮山藥塊 50 公克、
米酒 1 碗、薑 15 公克、
鹽＆白胡椒粉＆雞粉各
適量
藥材：當歸片 6 錢、百
合 4 錢

作法

1. 當歸片用米酒炒一
   下；烏骨雞腿洗淨 1
   隻；薑洗淨切片。
2. 將當歸片、烏骨雞
   腿、山藥塊、薑、蔥、
   米酒及 5 碗清水一同
   放入電鍋內燉煮，起
   鍋後加入鹽、白胡椒
   粉、雞粉調味即成。

喝法

每週喝 1 次即可。

1. **注意事項：腹瀉者忌食。**
2. **當歸**用米酒炒後再入膳可增強療效。

冬季湯療顧好腎

　　冬天，是陰氣盛而陽氣最弱的季節，從中醫的角度來看，要是腎功能不佳，就無法提供給身體足夠的養分，也會減低對疾病的防禦力，因此冬天需補養腎氣，也要好好調養元氣，來年才能健康強壯。

　　中醫認為「冬不藏精、春必病瘟」，因此冬天應固守精氣，若是吃冰或流太多汗，都會耗損元氣，隔年春天就容易感冒或身體虛弱。不妨善用冬天的冷冽與沉靜，此時無論是在精神或生理上，都是很好的自省時節，若能多多思考與閱讀，必能有所得。

　　熱量較高的食物，像是羊肉、鴨肉、核桃、栗子可多吃；具有天然鹹味的紫菜、牡蠣、海帶，也是很好的養腎食材；黑色食物入腎，所以黑木耳、黑芝麻、黑棗、黑糯米、烏骨雞都很適合食用。

　　冬天亦可多吃一些溫補藥膳，利用活血補氣的藥材，如人參、當歸、黃耆等等加入食物中燉煮，食用後有利加速新陳代謝，是抵禦寒冬的健康法寶。日常飲食則多以溫熱性食物為主，有助血液循環的薑、辣椒、八角等香料可善加利用，冰涼飲品宜忌口，最好以溫熱的薑茶、桂圓紅棗茶來替代。

[OK] 羊肉、鴨肉、核桃、栗子、紫菜、牡蠣、海帶、木耳、黑芝麻、黑糯米、烏骨雞。

[NG] 冰涼飲品以及冷性蔬菜、水果。

當歸生薑羊肉湯

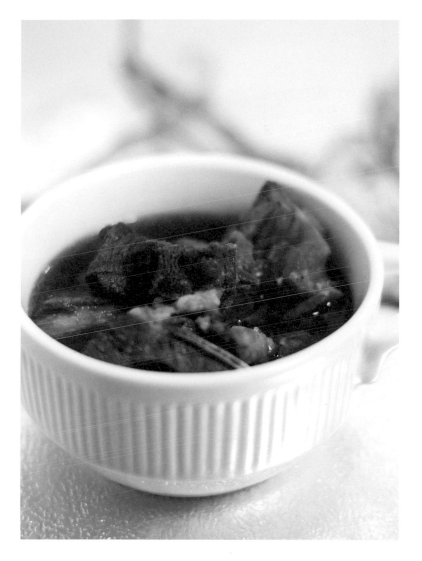

適用：陽虛體質

女子不孕
可治婦女月經不調
痛經
子宮發育不良
習慣性流產

材料

食材：羊肉 150 公克
生薑 5 片、鹽適量
藥材：當歸 5 錢

作法

1. 羊肉放入滾水中汆
   燙，撈出；生薑先放
   入油鍋內略炒片刻，
   倒入羊肉塊共炒。
2. 拌炒至香味逸出後，
   加入適量的水蓋過食
   材，放入已經用藥材
   包包好的當歸，用小
   火燜煮至熟後，加鹽
   調味並去除藥材包即
   可食用。

喝法

每週喝 1 次即可。

1. **當歸**含有揮發油、阿魏酸、尚含當歸多糖、多種胺基酸、
   維生素 A、B12、E 以及多種為人體必需的元素。
2. 當歸生薑羊肉湯，如果屬於陽虛型體質，一年四季總是手
   腳冰涼、大便稀遲，可以在天冷時節多喝些當歸生薑羊肉
   湯，可有效溫暖子宮哦！

黑木耳枸杞人參烏雞湯

適用：陰虛體質

男女不孕
肝腎陰虧、腰膝痠軟
頭暈目眩、虛勞咳嗽
遺精

材料

食材：烏骨雞腿 1 隻、
黑木耳 20 公克、蔥段、
薑片、八角各適量
藥材：枸杞＆人參＆當
歸＆何首烏各 3 錢、黃
耆 1 兩、八角 1 錢

作法

1. 黑木耳泡發；烏骨雞
   腿洗淨、汆燙去血
   水，再用清水洗淨；
   人參、當歸、黃耆裝
   入中藥袋包中備用。
2. 電鍋內鍋中放入烏骨
   雞腿、蔥段、薑片、
   八角，再加水蓋過食
   材，置入電鍋中，外
   鍋加一杯水，按下開
   關。
3. 待開關跳起後將枸
   杞、黑木耳一同放
   入，蓋上鍋蓋再按下
   開關繼續燉煮 30 分
   鐘，開關跳起後加入
   鹽調味即可食用。

喝法

每週喝 1～2 次即可。

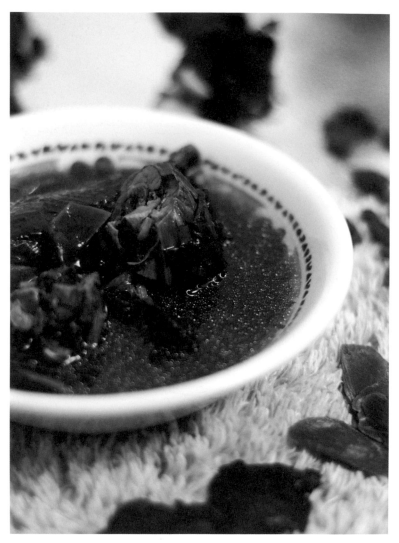

1. **枸杞**具有滋補肝腎、明目安神、益面色、長肌肉、堅筋骨之
   功效，對肝腎陰虧、腰膝酸軟、頭暈目眩、虛勞咳嗽、遺精
   等症有顯著效果。
2. **黑木耳**富含多醣體可增強人體免疫力，所含鐵質是肉類的
   100 倍，鈣質是肉類的 30 倍以上。

黑木耳枸杞紅棗補血湯

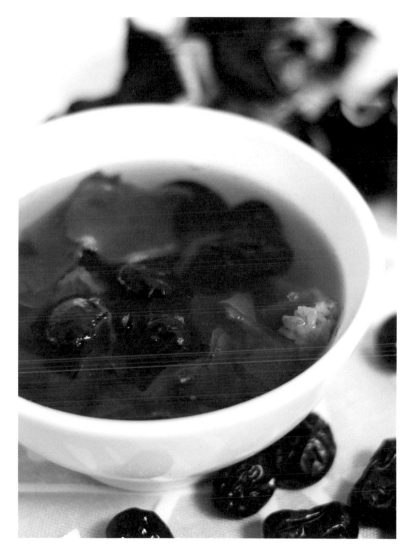

適用：陰虛體質

女子不孕
氣血兩虛
脾胃功能不好

材料

食材：黑木耳 12 公克、
冰糖、枸杞各適量
藥材：紅棗 6 粒

作法

1. 黑木耳洗淨後泡發；
   紅棗、枸杞洗淨，用
   手將皮捏開，備用。
2. 將黑木耳與紅棗、枸
   杞一起放入鍋中，加
   入足量的水，以大火
   煮開後轉小火，熬煮
   半小時以上，起鍋前
   幾分鐘加冰糖即可。

喝法

每週喝 1 次即可。

1. **注意事項：體質燥熱的女性不宜吃。**
2. **紅棗**含有豐富的維生素、果糖和各種胺基酸。中醫認為紅
   棗性暖、養血保血，可改善血液循環。紅棗不但補血養氣，
   還可養顏美容，氣血兩虛、脾胃功能不好的人適宜多吃。

杜仲腰花湯

適用：陽虛體質

男女不孕
腎虛腰痛、陽痿
遺精、眩暈
子宮寒冷、不孕
不育等症

材料

食材：豬腰 1 付、米酒 1 碗、薑 20 公克、蔥 1 枝、蒜頭＆花椒各適量
藥材：杜仲 6 錢

作法

1. 薑洗淨、切片；蔥洗淨、切段；豬腰洗淨，切成腰花；杜仲加 2 碗清水，小火熬成湯汁備用。
2. 熱鍋中加入 1/2 匙沙拉油，放入花椒、薑、蔥、蒜爆香，再加入腰花略炒，加杜仲藥汁、1 碗米酒煮滾後即可盛出。

喝法

每週喝 1 次即可。

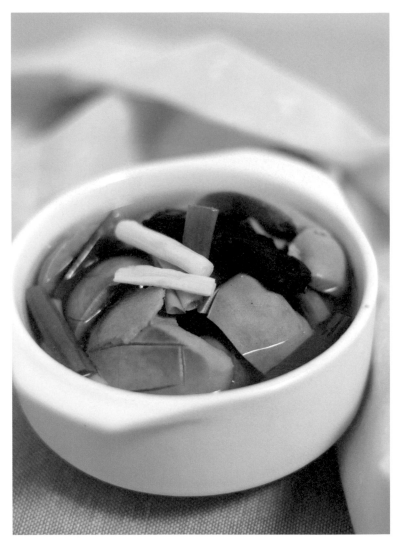

1. **注意事項：陰虛火旺者忌食。**
2. **動物內臟**，有利於提高體內雌雄激素水平，增加精卵分泌量，提高性功能。
3. **杜仲**具有降血壓、補肝腎，強筋骨，安胎氣等功效，可治療腰脊酸痛、遺精、虛勞等疾病。

當歸桂枝羊肉湯

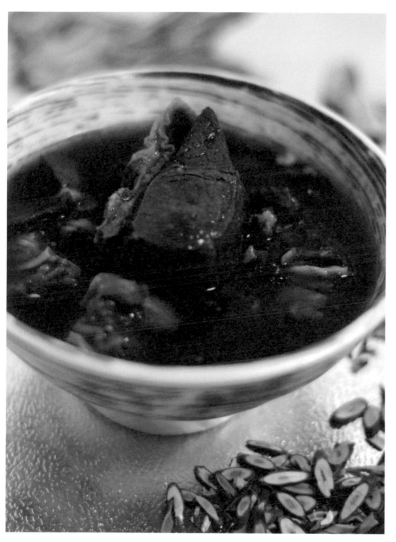

適用：陽虛體質

男女不孕
適用於傷寒陰縮
腹痛、痛經
手足逆冷
不育

材料

食材：羊肉 150 公克，薑 20 公克、蔥 1 枝、1 碗米酒

藥材：當歸 3 錢、桂枝 2 錢、木通 2.5 錢、炙甘草 2 錢

調味料：鹽、雞粉、黑胡椒粉各 1/2 小匙

作法

1. 將藥材以 5 碗水煎煮成 3 碗藥汁，去渣備用；羊肉洗淨，切成小塊，放入滾水中汆燙，撈出、洗淨；薑洗淨、拍鬆；蔥洗淨、切段。
2. 將藥汁、羊肉、薑、蔥、米酒一同放入電鍋內燉煮，加入調味料調味即完成。

喝法

每週喝 1 次即可。

1. **注意事項**：濕盛中滿、大便腹瀉者忌食。
2. **羊肉**不僅味道鮮美，且營養價值高，對人體有很好的補益作用。有一句俗話說「人參補氣，羊肉補形」，點出了羊肉具有益血、強健體魄、溫中暖下的功效。搭配當歸、桂枝、木通、炙甘草可發揮健胃、補血、滋養強身與暖身的功效。

巴戟鮮蝦湯

適用：陽虛體質

男子不孕
用於陽痿、早洩、滑精
性功能減退、不育等症

材料

食材：鮮蝦 6 隻、米酒
1 碗、鹽、薑末各少許。
藥材：巴戟 4 錢、雞內
金 2 錢、雞血藤 3 錢、
益智仁 3 錢

作法

1. 將以上藥物用 5 碗水
   煎成 3 碗藥汁，去渣
   備用。
2. 鮮蝦頭連背部的地方
   挑去黑色胃囊。用手
   拉住蝦尾部的尾甲，
   抽出腸線，放入滾水
   中氽燙一下，撈出。
3. 鍋中加入藥汁，放入
   1 碗米酒、薑末及蝦
   子，蒸至蝦子熟透，
   加入鹽拌勻調味即可
   食用。

喝法

每週喝 1 次即可。

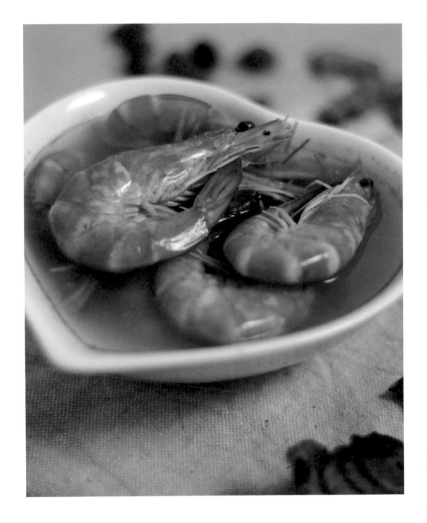

1. **注意事項：陰虛火旺、大便燥秘者忌食。**
2. **鮮蝦**中含鋅，有助於合成男性荷爾蒙，維持攝護腺正常運作。
3. 蝦背上的蝦線，是蝦未排泄完的廢物，汞通常會殘留在這裡，
   所以要去掉。

Point 能幫助好孕的 4 種健康食品

1. 葉酸

　　葉酸常被稱為「造血維他命」或「維他命 B_9」，是一種水溶性維他命，除了在細胞的複製和生長佔重要地位外，與維他命 B_{12} 一樣，在紅血球形成方面是不可或缺的。葉酸本身除了能有效降低血中高半胱胺酸，減少心血管和腦血管疾病外，也可以預防胚胎神經管的缺陷。細胞內的葉酸，對於蛋白質及 DNA 的合成，具有一定的影響力。藉由 DNA 的調控，會使得分裂中的卵子發展的更好，使得胞器內的基因表現正常，增加正常卵子的機會。而如果濾泡中葉酸的濃度增加，會降低高半胱胺酸的濃度，也會增加卵子的成熟度。

食用方法

　　葉酸每日建議值為四百毫公克，孕婦為八百毫公克，哺乳期為五百毫公克。葉酸多存在於綠色蔬果（如：菠菜、香菜、蘆筍）中，而鮭魚、牛肝、麥芽、牡蠣、雞肉、香菇和柑橘類等也都有很高的含量，因葉酸對於胎兒發育的重要性，婦女朋友於平日應多攝取高葉酸的食物，有計畫懷孕的婦女更應該在計畫生育的初期就提高葉酸的攝取，若已經懷孕則應該將葉酸攝取量提高到平時的兩倍。

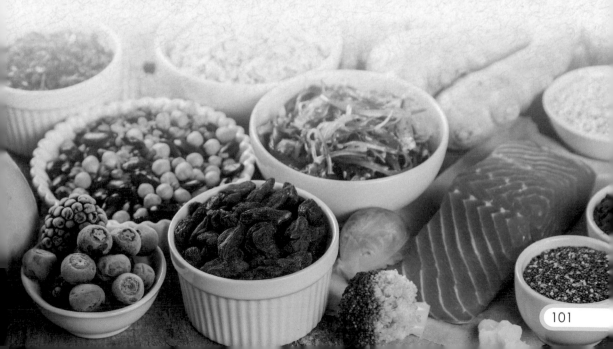

2. 西洋牡荊

　　西洋牡荊（聖潔莓，Chasteberry，Vitex agnus-castus）是一種產於歐洲的草本植物，屬馬鞭科半落葉性小灌木。聖潔莓含有豐富的植物黃體 (Phyto-progesterone) 的天然成分，它可能會調節腦下垂體釋放出促黃體素 (LH)，進而刺激卵巢釋放出促黃體激素 (Progesterone) 而抑制刺激濾泡形成激素 (FSH) 及抑制過高的泌乳激素，可以幫助女性調節生理機能，調整體質，維持健康。

食用方法

　　每天早晨或臨睡前空腹食用，月經來前 2 ～ 3 天時暫停食用，乾淨後再繼續食用。如果是月經不準確的人，就當天見紅後停吃就好。

注意事項

1. 聖潔莓最好不要與排卵藥物一起食用，如果有吃排卵藥或打排卵針的那幾天不能再吃聖潔莓。
2. 孕哺乳婦女不建議使用。

3. DHEA （去氫皮質酮）

　　DHEA 是美國很風行的健康食品，又有人叫它「年輕丸」或「青春之泉」。DHEA 中文名稱為去氫皮質酮，是一種分泌自腎上腺的荷爾蒙，本來就存在於人體內，它可從許多方面來調節生理的功能，DHEA 是性荷爾蒙的前驅物，經由卵巢組織，被轉換成具有活性的男性賀爾蒙（androgen）或女性賀爾蒙（estrogen）。

　　DHEA 對於一些卵巢功能比較差的婦女來說，可以增加懷孕率或是增加卵子數目。

食用方法

　　使用方式是一天補充 75 毫克的 DHEA，尤其是想要做試管嬰兒的女性，在做試管嬰兒之前六個禮拜開始使用似乎可以增加懷孕率，這對於本來就很難懷孕的婦女來說，也算是一種可以考慮使用的健康食品。

4. 肌醇

　　肌醇是一種親脂性的水溶性物質，俗稱為維生素 B_8。肌醇在細胞內扮演著傳遞訊息及供給營養的角色。它不僅可以與膽鹼在體內合成卵磷脂，負責脂肪及膽固醇的新陳代謝作用；亦可活化細胞內的鈣離子通道，藉由細胞內酵素的作用，使得減數分裂中的卵子細胞更為成熟。

　　肌醇本身是一種細胞內胰島素訊號的傳導物，可以調整胰島素的作用；由於多囊性卵巢的病患，體內胰島素作用較不敏感，因此推斷肌醇可以改善這些病人對於胰島素的作用，進而改善卵子的品質。

食用方法

　　肌醇多存在於穀類如小麥、燕麥之中，水果則是橘子、葡萄柚、甜瓜的含量最多，高麗菜、牛腦、牛心等食物中亦可取得。如果是多囊性卵巢的婦女，一天攝取約 1 至 2 公克即可。

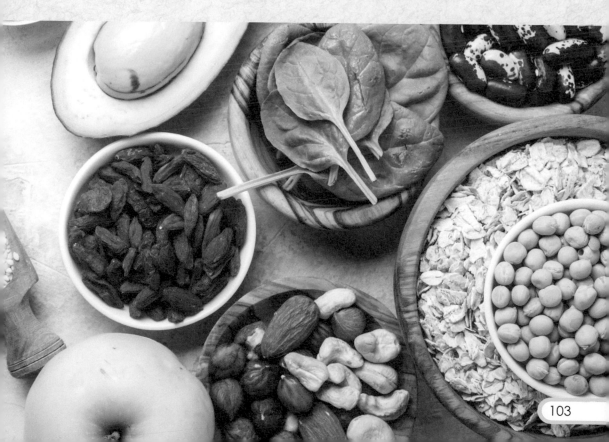

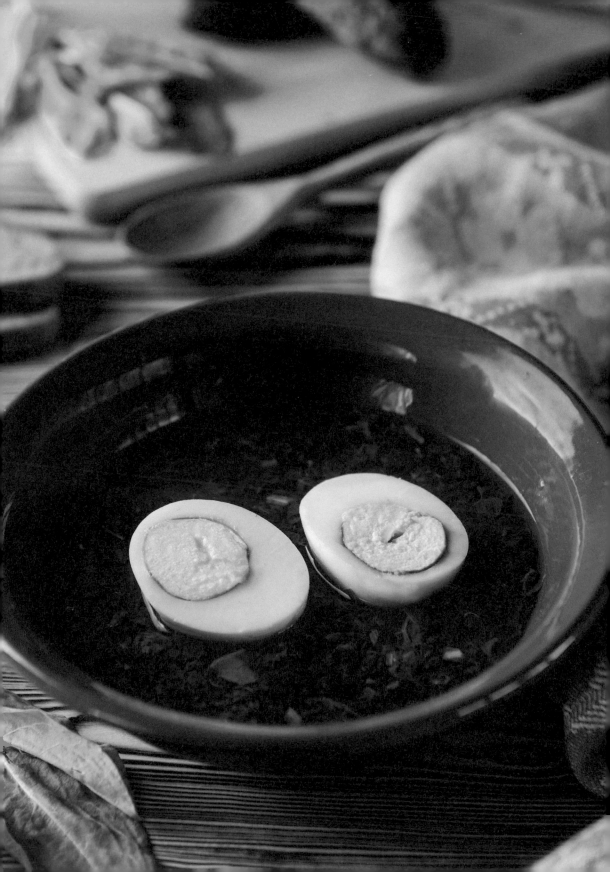

用一碗湯對症根治，
解決不孕難題，輕鬆受孕

中醫至今已有數千年的歷史，
所以當然有很多藥方來治療身體上的疾病、失調的五臟六腑，
或是子宮疾患所引起的不孕症。
本章節教妳以中醫辨證的食療湯方，
並且輔以經絡按摩來根治身體上的種種問題，
來提升受孕機率！

女性不孕的六大辨證分型及治療法

中醫會從天、地、人三方面加以考量女性不孕，掌握影響受孕的各項因素，擬定具體的治療方案。本章節針對不同的體質，介紹適合的食療，以及正確的穴道按壓，得到最大的改善。

辨證分型 1：腎氣虛證

婚久不孕，月經不調或有停經、閉經，經量過多或過少的症狀，併有頭暈耳鳴，腰痠腿軟，精神易疲勞倦怠，小便清長（尿液顏色淡而尿量多）。

治療：以益氣添精，補腎種子為主。中醫治療多以「毓麟珠」為用藥。

穴位按摩治療法

主要穴位：
中極、氣海、天樞、八髎、腎俞

按摩法：

1. 手掌以肚臍為中心，輕柔地以順時針按摩腹部，並反覆自小腹向上推揉，按摩至腹部溫熱。再點揉中極、氣海、天樞等穴各 5 下。可反覆操作 3 次。

2. 手掌分推脊柱兩側，由上至下推揉至背部溫熱。雙掌交疊按揉腎俞 5 下，續握拳，輕輕扣擊八髎穴（尾骨兩側），雙手交替扣擊約 7 ～ 10 下。可反覆操作 3 次。

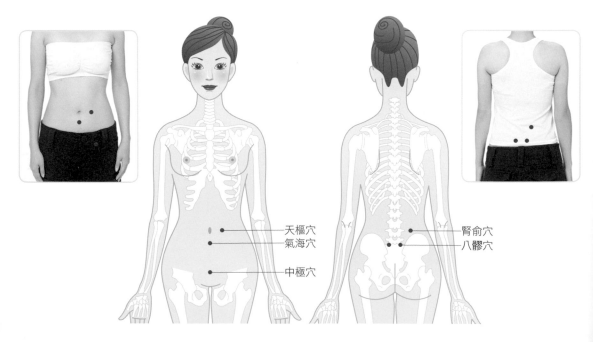

天樞穴
氣海穴
中極穴

腎俞穴
八髎穴

紅棗茶

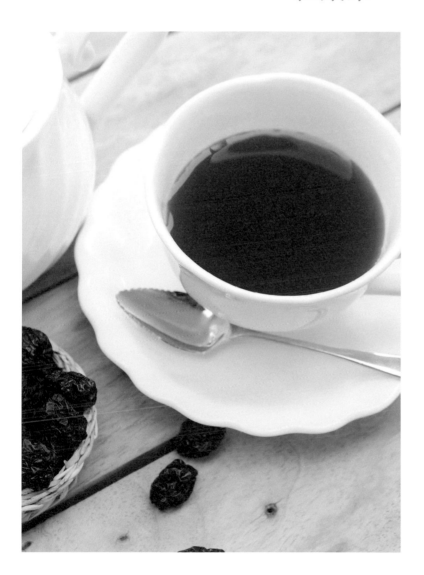

適用：氣虛體質

益心脾
補氣血、益精氣
治療子宮寒冷、不孕等症狀

材料

食材：桂圓 13 克
藥材：紅棗 15 克

作法

1. 紅棗表皮以刀劃卜字，稍將果皮剝開，使其易沖泡出味。
2. 600c.c. 水倒入鍋中煮滾，放入紅棗再次煮滾，熄火，加蓋約燜5分鐘，即可飲用。

喝法

每週喝 1～2 次即可。

元氣參鬚蝦湯

適用：氣虛體質

補氣血
益腎、助孕

材料

食材： 蝦子 200 公克、
米酒少許
藥材： 參鬚 6 克、當歸
6 克、黃耆 6 克、川芎
3 克、何首烏 3 克、枸
杞子 6 克

作法

1. 當歸先以米酒拌炒
   後，與其他中藥材一
   起加水 3 碗，熬煮成
   1 碗，倒出藥汁備用。
   蝦仁去腸泥後，放入
   滾水中汆燙一下，撈
   出、瀝乾。
2. 鍋中放入所有材料，
   煮至蝦子熟透即可食
   用。

喝法

每週 1～2 次，白天喝。

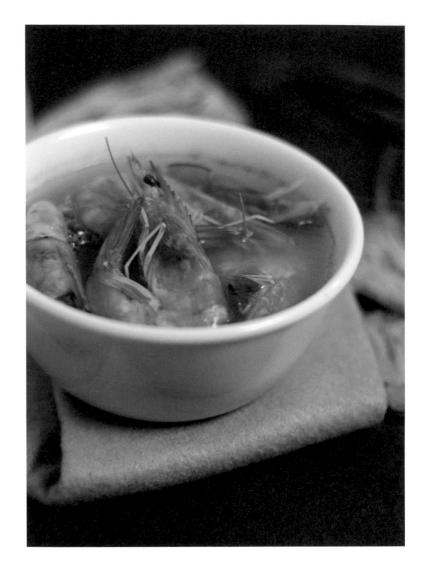

1. **參鬚**就是人參的鬚根，性平，具有補肺益氣、養胃生津、清熱瀉火，還可改善神經系
   統功能，舒緩精神緊張，對神志不安、心悸、失眠等具有療效。功效與人參幾乎相近，
   但藥性、效力均較溫和。
2. **蝦**所含蛋白質是魚、蛋、奶的數倍，還含有豐富的鉀、碘、鎂、磷等礦物質及維生素 A，
   能增強人體免疫力，只要不吃蝦頭部份，就不用擔心膽固醇是否過高的問題。

辨證分型 2：腎陽虛證

　　久不孕，月經後期（月經周期延後 7 日以上），經血量少、色淡，甚至有閉經症狀。平日白帶量多，色淡質稀，性慾低落，小腹常有冷痛感，伴有頭暈耳鳴、腰膝痠軟，嚴重者腰痛如折，手腳冰涼，頻尿或有失禁，臉色晦暗。

治療：需以溫腎暖宮，調經種子為主。中醫以「溫胞飲」為方藥治療。

穴位按摩治療法

主要穴位：
關元、神闕、腰眼、命門、八髎

按摩法：

1. 手掌以肚臍為中心，輕柔以順時針按摩腹部，並反覆自小腹向上推揉，按摩至腹部溫熱。再用食指與中指併攏點揉關元、神闕等穴各 5 下。可反覆操作 3 次。

2. 用手掌分推脊柱兩側，由上至下推揉至背部溫熱。雙掌交疊按揉腰眼、命門各 5 下，續握拳，輕輕扣擊八髎穴（尾骨兩側），雙手交替扣擊約 7 ～ 10 下。可反覆操作 3 次。

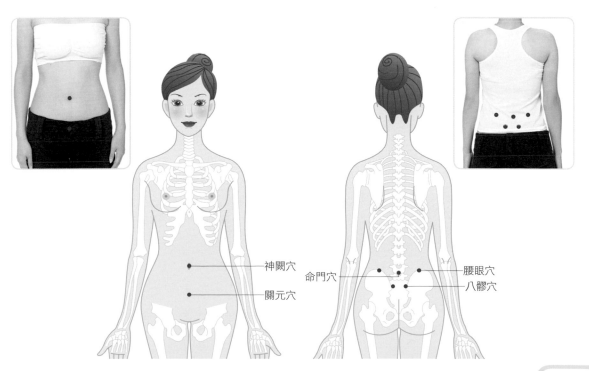

神闕穴
關元穴
命門穴
腰眼穴
八髎穴

葡萄燕麥飲

適用：陽虛體質

補養腎臟
治夜間頻尿、腰脊痠軟
男性早洩

材料

即食燕麥片 2 大匙，葡萄乾 1 大匙

作法

1. 燕麥片先以少許開水沖開，攪拌均勻。
2. 加入 300c.c. 的溫水以及葡萄乾，一起攪拌均勻後即可食用。

喝法

一天 1 次。

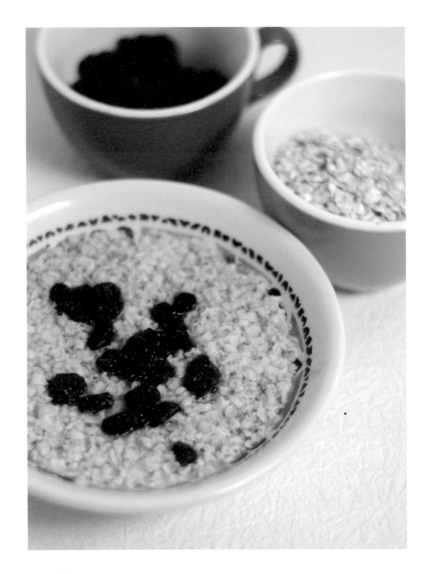

葡萄乾所含的礦物質以「鉀」最多，因此也算是一種鹼性食物。鉀與正常心跳及肌肉收縮有關，並能與鈉合作，控制體內的平衡，協助穩定血壓及神經的傳導，因此對氣血順暢有一定的功效。

秋葵鮮蝦湯

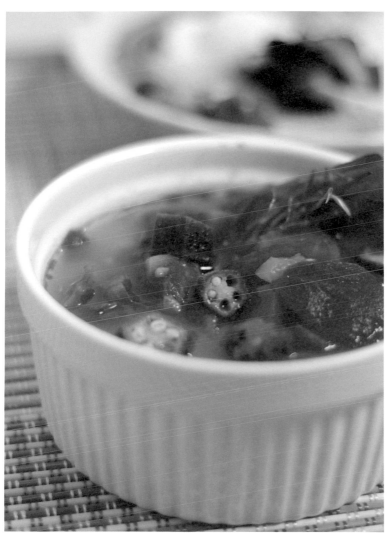

適用：陽虛體質

益氣血，
有助緩解腰膝痠軟、
白帶量多、暈眩、耳鳴、
子宮寒冷、不孕

材料

食材： 秋葵 60 克、鮮
蝦 3 隻、番茄 1 個
調味料： 鹽 1/2 小匙

作法

1. 秋葵搓洗乾淨、去頭
   尾，切成小段。
2. 鮮蝦洗淨，挑除腸泥，
   汆燙、撈出備用；番
   茄洗淨後，去蒂切成
   小塊備用。
3. 鍋中放入 1 小匙油，
   放入番茄拌炒至味道
   逸出，加入 400c.c. 清
   水，煮滾後，加入鮮
   蝦及秋葵，一起煮滾
   後熄火，以鹽調味即
   可食用。

喝法

一週 1～2 次。

Tips

秋葵 又名羊角豆，可食用的部分為果實，又可分為綠色和紅色
兩種，其鮮嫩多汁、滑潤不膩、香味獨特，吃起來很爽口。秋
葵富含豐富的纖維及維他命 A、C，其內部的黏液中含有果膠與
蛋白多醣體，有增強體力、整腸、幫助消化的功用。

辨證分型 3：腎陰虛證

　　婚久不孕，月經或有提前或延後，經量少或月經停閉，經色淡紅，或月經來潮時間延長，以及持續有不規則陰道出血現象；形體消瘦，常有頭暈耳鳴，腰膝痠軟，煩熱，失眠多夢，眼花心悸，肌膚缺乏潤澤，陰道乾澀。

治療：需以滋陰補腎調經為主。中醫多以「養精種玉湯」做為方藥。

穴位按摩治療法

主要穴位：
關元、氣海、腎俞、八膠

按摩法：

1. 手掌以肚臍為中心，輕柔地以順時針按摩腹部，並反覆自小腹向上推揉，按摩至腹部溫熱。再用食指與中指併攏點揉關元、氣海等穴各 5 下。可反覆操作 3 次。

2. 手掌分推脊柱兩側，由上至下推揉至背部溫熱為度。疊掌按揉腎俞 5 下，續握拳，輕輕扣擊八膠穴（尾骨兩側），雙手交替扣擊約 7 ～ 10 下。可反覆操作 3 次。

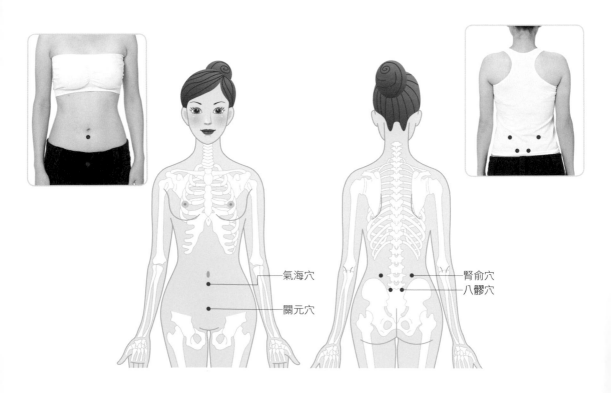

氣海穴

關元穴

腎俞穴

八膠穴

黑木耳露

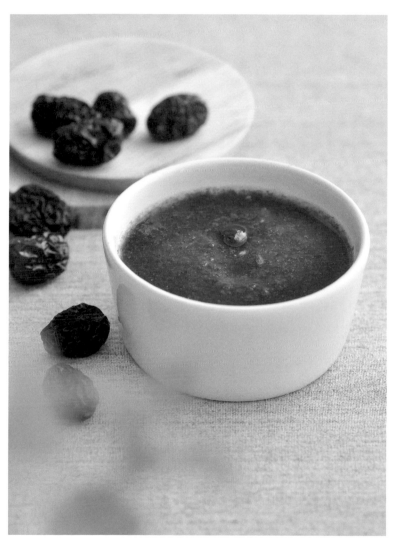

適用：陰虛體質

滋陰補腎
清熱瀉火

材料

食材：黑木耳 1 兩、冰糖適量
藥材：紅棗 10 顆、枸杞 10 公克

作法

1. 黑木耳泡軟洗淨，去蒂、剪小塊狀；紅棗用刀在表皮略劃十字；枸杞洗淨備用。
2. 全部材料放入鍋中加 2000c.c.水煮至熟軟，倒入果汁機中打成均勻泥狀。
3. 再倒回鍋中加入冰糖混勻，小火熬煮 10 分鐘即可。

喝法

1週 2～3 次，白天喝。

1. 看似尋常的**黑木耳**，其蛋白質、維生素 B2、鐵質及鈣質含量非常可觀，豐富的纖維素、果膠等，亦可促進腸胃蠕動、排出宿便。中醫利用其益氣活血的特性，用來治貧血、腰腿痠軟、子宮出血及閉經等婦科疾病。
2. 市售木耳有兩種，這裡使用的是必須先浸泡軟化後再調理的乾燥黑木耳，也可改用質地較軟的鮮木耳，這樣熬煮時間就可適度縮短。

茯苓熟地雞湯

適用：陰虛體質

補腎助陽
滋陰補血

材料

食材：土雞腿 1 隻、米酒 1/2 碗、鹽 1/2 小匙
藥材：茯苓 5 錢、熟地黃 5 錢、山藥 5 錢、牡丹皮 2 錢、知母 3 錢

作法

1. 將所有中藥材放入紗布袋中，加 5 碗水煎成 3 碗後，留下藥汁備用。
2. 土雞腿切塊，放入滾水汆燙，撈出，以冷水沖淨、去除雜質後備用。
3. 藥汁、米酒、雞腿放入電鍋內一起燉煮至熟，起鍋前加入鹽調味即可。

喝法

一週 2～3 次。

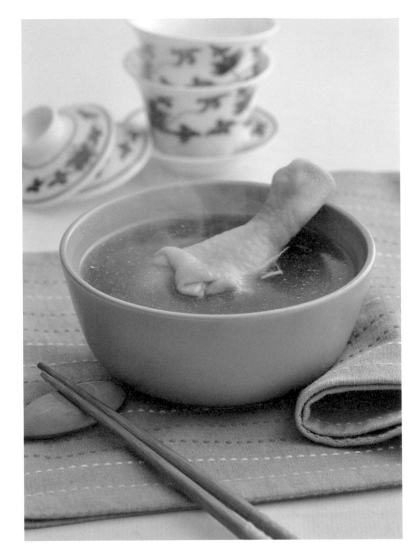

茯苓用途廣泛，常搭配其它藥材入藥調理，例如一般常見的四神湯。它有利水滲濕、寧心安神及健脾胃的作用，因此在利尿、改善記憶力、鎮靜，增強消化、提振食欲上均能見效，對女性、幼兒、老年人都是很好的一種中藥。

辨證分型 4：肝氣鬱結

　　多年不孕，月經提前、延後或是不定期，經量或多或少、夾帶小血塊，或月經來時腹部滿脹疼痛，或經前煩躁易怒，胸肋乳房脹痛，精神抑鬱，善太息（胸悶有壓迫感而需深深吸氣並呼之為快）等症狀。

治療：需以疏肝理脾，養血調經為主。中醫開藥多以「開鬱種玉湯」為方藥。

穴位按摩治療法

主要穴位：
三陰交、太沖、肝俞、膈俞

按摩法：

1. 手掌分推脊柱兩側，由上至下推揉至背部溫熱為度。疊掌按揉腎俞、肝俞各 5 下，可反覆操作 3 次。

2. 雙手搓揉至溫熱，用拇指輕揉按壓三陰交穴、太沖穴各 5 下，可反覆操作 3 次。

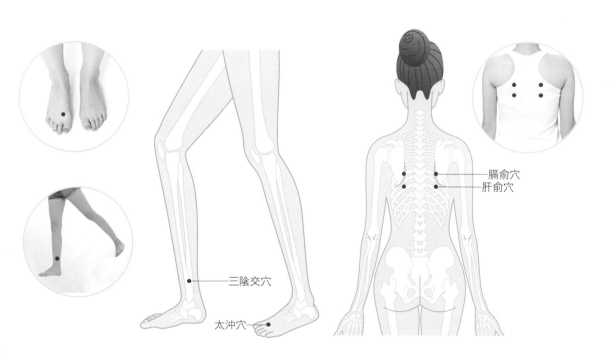

膈俞穴
肝俞穴

三陰交穴

太沖穴

甘麥大棗湯

適用：氣鬱體質

安神定志，
適合心情鬱悶。
情緒不安的女性飲用，
具有緩和功效

材料

藥材： 麥門冬 3 錢、紅
棗 5 顆、炙甘草 2 錢
調味料： 冰糖適量

作法

1. 紅棗用刀在表皮劃十
   字，將果皮略微剝開
   便於入味。
2. 全部中藥材加水
   600c.c.煮滾，熄火，
   加蓋約燜 5 分鐘，
   去渣，加入調味料即
   可。

喝法

一週 2〜3 次。

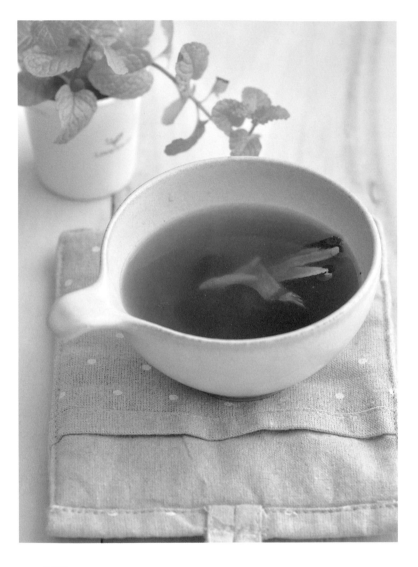

麥門冬 是極為常見的養陰潤燥中藥，具生津、鎮咳、解熱、消炎、清心潤肺等功能，並能調節身體免疫力；搭配炙甘草的溫補作用，能使女性的氣血更加充裕，對紓解失眠心悸、煩躁情緒有極佳功效。

辨證分型 5：痰濕阻滯

　　婚久不孕，多自青春期開始形體肥胖，月經常有延後現象，嚴重者甚至閉經；平日白帶量多，色白質黏、無臭氣，伴有頭暈心悸，胸悶泛噁，面色蒼白虛浮等現象。

治療：需以燥濕化痰，調經種子為主。中醫多以「蒼附導痰丸」為藥方。

穴位按摩治療法

主要穴位：

神闕、關元、曲池、合谷

按摩法：

1. 手掌以肚臍為中心，輕柔地以順時針按摩腹部，並反覆自小腹向上推揉，按摩至腹部溫熱。再用食指與中指併攏點揉關元、神闕等穴各 5 下。可反覆操作 3 次。

2. 兩手指對應捏住合谷穴，進行揉捏至溫熱。續以姆指按揉曲池穴 5 下。可反覆操作 3 次。

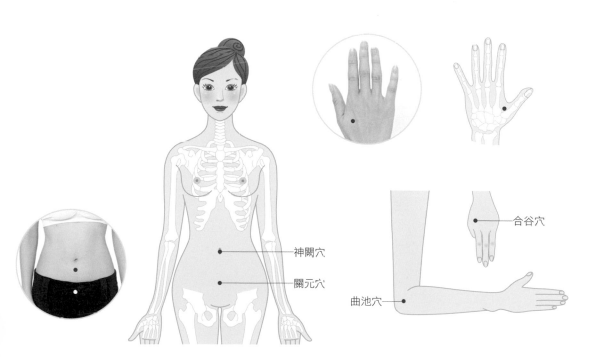

神闕穴
關元穴
合谷穴
曲池穴

紅豆薏仁湯

適用：痰濕體質

補血、利尿
去濕氣

材料

食材：紅豆 150 公克、
薏仁 50 公克
調味料：冰糖適量

作法

1. 紅豆、薏仁洗淨，泡
   水約 5 小時，撈出、
   洗淨備用。
2. 電鍋內鍋中放入紅
   豆、薏仁及 800c.c.的
   水，外鍋倒 1 杯水煮
   至開關跳起，燜 10
   分鐘，外鍋再倒 1 杯
   水煮至開關跳起，續
   燜 5 分鐘。
3. 最後加入調味料，按
   下開關再煮約 5 分鐘
   即成。

喝法

一週 2～3 次。

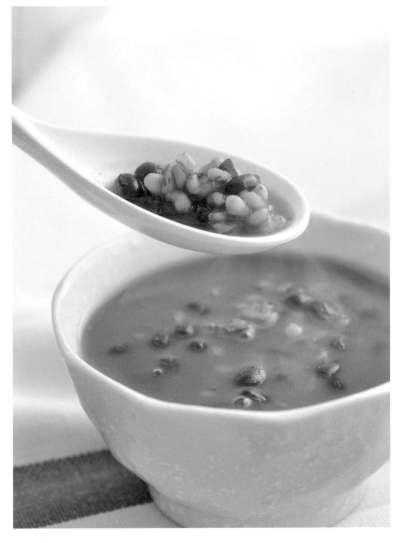

紅豆主要功效包括清血、消腫、促進心臟活化等。女性生理
期時飲用熱紅豆湯，對補血很有幫助；除利尿效果外，由於
其纖維質含量也很可觀，可有效刺激腸胃蠕動，使排便更順
暢，預防便秘。怕冷、寒性體質或有低血壓者，也可多吃紅
豆來改善。

冬瓜瘦肉湯

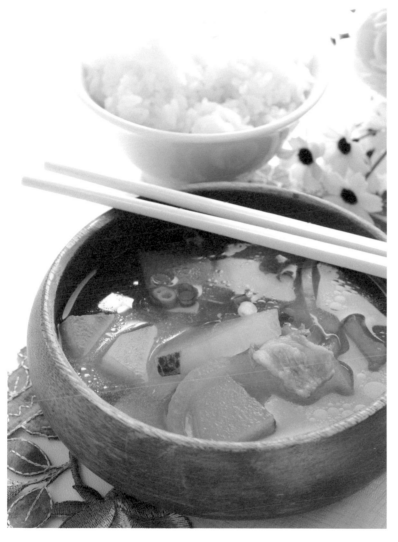

適用：痰濕體質

消散悶熱，通利小便
健脾開胃
寧神安睡

材料

食材：山藥 40 公克、
冬瓜 180 公克、瘦肉片
50 公克、蔥花 1 小匙
調味料：鹽、雞粉少許

作法

1. 冬瓜去除籽，洗淨，
   連皮切厚片；山藥去
   皮，切塊備用。
2. 鍋中放入冬瓜、山
   藥、瘦肉片加水淹過
   材料，放入電鍋中燉
   煮至熟軟，起鍋前加
   入調味料即可。

喝法

1 週 2～3 次。

冬瓜是夏季裡極為普遍的食材，熱量極低、水分含量高，其解渴消暑、利尿的功
效非常優異；含有多種維生素和人體必需的微量元素，可調節人體的代謝平衡。
若是連皮一起料理，清降胃火、解熱的效果會更明顯；加點薑絲則可調和其寒涼
性質。

四神燉排骨

適用：痰濕體質

固腎、益精
補脾去濕

材料

食材：排骨 200 公克
藥材：茯苓 3 錢、芡實
3 錢、蓮子 3 錢、山藥
3 錢
調味料：鹽、雞粉、胡
椒粉少許

作法

1. 排骨洗淨，放入滾水
   中汆燙，撈出，以冷
   水沖淨雜質後備用。
2. 中藥材及排骨一起放
   入電鍋的內鍋中，外
   鍋加一杯水，一起燉
   煮至熟，起鍋後加入
   調味料即可。

喝法

一週 2 ～ 3 次。

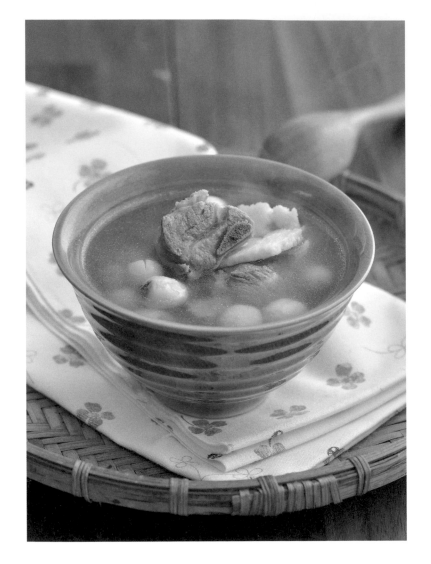

在小吃中常出現的四神湯，是一般人用來日常保健的藥膳，
這是因為山藥、茯苓、蓮子、芡實這四味藥材，皆屬平性，
且都有健脾開胃、幫助消化、舒緩腹瀉症狀的效用，無論是
術後虛弱的患者，或是老人小孩以及腸道較弱者都很適合。

辨證分型 6：瘀滯胞宮

　　婚久不孕，月經後期（月經周期延後 7 日以上），排經不暢，甚或出血不止、淋漓難淨，或經間出血（排卵期子宮異常出血）；臍腹兩旁脹悶疼痛，且因按壓而增痛，經前加劇，經量或多或少，經色紫黑、有血塊，或肛門墜脹不適，性交疼痛。

治療：以活血逐瘀，調經助孕為主。中醫常以「少腹逐瘀湯」為治療的藥方。

穴位按摩治療法

主要穴位：
三陰交、地機、合谷、腎俞、八髎

按摩法：

1. 手掌進行足部三陰經由輕至重的推揉，並反覆自膝下內側向上推揉，按摩至感覺溫熱。再用姆指點揉三陰交、地機等穴各 5 下。可反覆操作 3 次。

2. 兩手指對應捏住合谷穴，進行揉捏至溫熱。

3. 手掌分推脊柱兩側，由上至下推揉至背部溫熱。疊掌按揉腎俞 5 下，續握拳，輕輕扣擊八髎穴（尾骨兩側），雙手交替扣擊約 7 ～ 10 下。可反覆操作 3 次。

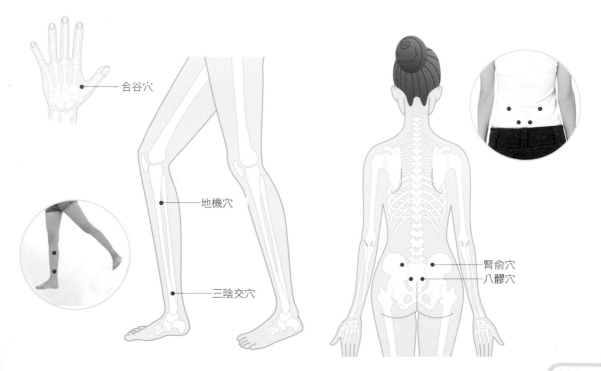

合谷穴

地機穴

三陰交穴

腎俞穴
八髎穴

紅糖薑棗茶

適用：血瘀體質

養血、活血去瘀
溫經助孕

材料

中藥材：生薑 4 錢、紅
棗 5 顆
調味料：紅糖 100 公克

作法

1. 中藥材放入紗布袋
   中，加 500c.c. 水一
   起煮滾，轉小火後繼
   續煎煮 20 分鐘，熄
   火，取出紗布袋、去
   渣，留藥汁備用。
2. 將藥汁加入紅糖一起
   調味拌勻即可飲用。

喝法

一週 2～3 次。

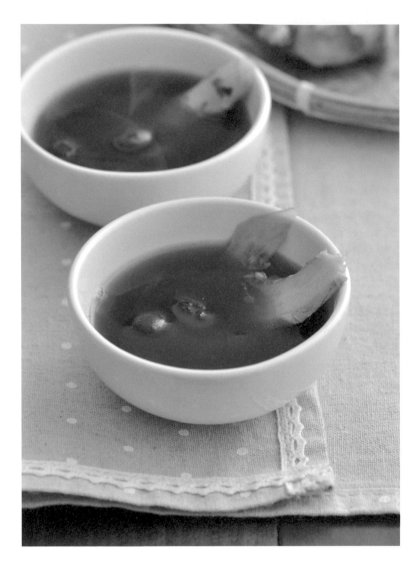

生薑含有薑辣素、薑烯酮等多種揮發性物質，能刺激心臟和
血管，擴張血管、興奮中樞神經，加速血液循環，溫熱全身。
搭配紅棗能夠調和生理，減輕腹脹不適感與疼痛。

困擾女性的常見 3 大病症
&日常小毛病對症治療

病症1：子宮內膜異位Q&A

Q: **什麼是「子宮內膜異位」？**

A: 「子宮內膜異位」近年來常常令許多女性病患感到大傷腦筋。在正常情況下，我們女生具有生長活性的子宮內膜組織，應該是覆蓋在子宮的內面，當這些在組織轉移到子宮腔以外的部位，例如卵巢、輸卵管、子宮直腸窩時，就稱為「子宮內膜異位」了。

Q: **中醫如何化解「子宮內膜異位」？**

A: 中醫在辨證上，分為肝鬱血瘀、瘀熱互結、寒凝瘀阻、腎虛血瘀等幾種類型，因此需以活血化瘀、清熱解毒方式來緩解經痛，並抑制內膜的增生情形。常用中藥包括桃仁、紅花、丹參、牡丹皮、澤蘭、水蛭、地鱉以及少腹逐瘀湯、桂枝茯苓丸等。

Q: **「子宮內膜異位」的症狀會有什麼表現？**

A: 發生異位現象的子宮內膜無像子宮內的正常組織一樣，在每次的生理期隨著經血排出體外，而留在體內變成血瘤，還會對其他器官形成沾黏或壓迫。「子宮腺肌瘤」或「巧克力囊腫」都是子宮內膜異位症的一種。

助孕小叮嚀

很多人都以為經痛就是「冷底」，拿四物湯、中將湯或十全大補湯做調理，但患有子宮內膜異位症的女性，「千萬不可用」這類溫補或燥熱的藥物進補，甚至連加有中藥材烹煮的羊肉爐或薑母鴨都要少吃，否則非但身體調養不成，還把營養都補到肌瘤及囊腫上了。

Q: **子宮內膜異位導致不孕的比例占多少？**

A:
- ✦ 25% ～ 50% 不孕症婦女患有子宮內膜異位
- ✦ 30% ～ 50% 子宮內膜異位婦女有不孕困擾
- ✦ 患有子宮內膜異位的女性在未治療的情況下，每個週期的生育率只有 2% ～ 10%（正常夫妻為 15% ～ 20%）。

避免不孕症的 7 種可能機轉

1. 克服骨盆腔沾黏，讓子宮卵巢及輸卵管扭曲變形能夠修復 2. 改變腹膜免疫功能 3. 改變荷爾蒙及細胞免疫功能 4. 調理生殖內分泌及排卵異常 5. 改變子宮內膜讓胚胎著床健全 6. 提升精子活動力 7. 提升卵子品質

病症2：多囊卵巢綜合症Q&A

Q: 什麼是「多囊卵巢綜合症」？

A: 多囊卵巢綜合症是由於「下丘腦—垂體—卵巢軸」性功能失調導致長期無法正常排卵的一種綜合症狀。也就是說，在正常情況下，女性在月經週期時，卵巢只有一個發育成熟的濾泡會在排卵期完成排卵工作，但患有多囊卵巢綜合症的女性卻因為荷爾蒙失調的緣故，可能卵巢裡會充斥著許多卵泡，卻都極小且不成熟，或有排卵不規律的問題。

Q: 中醫如何化解「多囊卵巢綜合症」？

A: 中醫在辨證上，分為腎虛血瘀、腎虛痰濕、痰濕阻滯、氣滯血瘀、肝鬱化火等，針對腎虛者補腎多用熟地、巴戟天、菟絲子、枸杞子、山藥、山茱萸、仙靈脾、補骨脂等中藥；養腎陰、化瘀血、袪痰濕則用知母、生地黃、白芍、當歸、桃仁、虎杖、黃芩等。

Q: 「多囊卵巢綜合症」的症狀會有什麼表現？

A: 大部份的女性始發於青春期，當出現月經失調、毛髮增長包括（臉部、腋下、四肢等部位）、青春痘、肥胖這類的困擾時，就要特別小心了，因為這也是造成很多已婚婦女不孕的主要原因之一。

患有多囊卵巢綜合症的肥胖女性，控制體重是非常重要的，這樣才能有效提升受孕力，同時也有益身體健康，避免發生糖尿病或其他心血管疾病。但切忌以極端方式或任意服用藥物來減肥，這樣往往會導致更嚴重的閉經現象，還會伴隨許多生理不適。唯有透過正確飲食及運動，並諮詢中醫師以對症方式治療，才是根本之道！

病症3：子宮肌瘤Q&A

Q: 什麼是「子宮肌瘤」？

A: 子宮肌瘤又稱「子宮平滑肌瘤」，是由增生的子宮平滑肌組織和少量纖維結締組織所形成的良性腫瘤，為女性生殖器中最常見的腫瘤，惡化為癌症的機率極低。

Q: 中醫如何化解「子宮肌瘤」？

A: 中醫認為子宮肌瘤多為舊血瘀滯的結果，分為氣滯血瘀、寒凝血瘀、氣虛血瘀、痰瘀互結等症型。在治療上除了化瘀、排除舊血外，還要止住不該有的出血現象，常用的中藥方劑有桂枝茯苓丸、膈下逐瘀湯、鱉甲煎丸等。

Q: 「子宮肌瘤」的症狀會有什麼表現？

A: 發生年齡一般在 30～50 歲之間，但因許多患者肌瘤小，又沒有特別症狀，因此無從得知，有部分患者是在做健康檢查或因不孕問題做檢查時才被發現。

子宮肌瘤通常會導致不孕，或有月經改變（不規則、量多）、貧血，當肌瘤增大，則腹部會出現疼痛、壓迫感。飲食要選擇調味清淡、低脂食物，少吃具辛辣刺激性的食物，如辣椒、胡椒、芥末、咖哩等，經過油炸、燒烤的燥熱性料埋，過於油膩的肉品、動物內臟都不宜多吃；會促進荷爾蒙作用的食物，像是牛蒡、當歸、榴槤、薏仁、山藥也要少吃點；經期前後一定要避免吃進生冷食物，以免加重血瘀症狀。

助孕小叮嚀

熱敷法

　　將透骨草、桂枝、細辛、水蛭、沒藥等中藥混合，加少許溫鹽水拌濕，裝入紗布袋中，淋上黃酒蒸 20 分鐘，溫熱熨敷小腹，每次 40 分鐘以上，每天一次。亦可以薰臍法，將上述中藥粉＋精油薰蒸 30 分鐘。

　　沒藥，又稱為末藥，是一種活血、化瘀、止痛的中藥。似荷爾蒙、可調節甲狀腺，具有強力消炎、殺菌以及對抗病毒和保護子宮的效果，對傷口發炎、喉嚨痛、香港腳、婦女陰道感染也有很好的療效。

日常小毛病 --- 腸胃機能不佳的對症療法

　　所謂的健康三通，包括了腸通、氣通、血脈通。像是腹瀉、便秘、過敏以及胖瘦問題，都有可能是不孕的原因，必須透過調養淨化，再配上食物療法來調理。孕前的這些小病症能夠調服，孕期就能避免其他症狀發生。

　　很多媽媽在懷孕初期都會有嚴重的孕吐現象，到了中後期卻又開始出現腹部脹滿、便秘的症狀，這一類的腸胃不適常常讓女性們吃盡苦頭，一方面要忍受身體的不舒服，另一邊又要擔心會不會影響寶寶的健康。其實，要是在孕前就能調理好自己的腸胃機能，就能輕鬆揮別這些孕期困擾了。

腹瀉

　　平常容易腹瀉、大便呈稀薄狀，或是長期有經期拉肚子的狀況，就中醫觀點來看是因為脾胃虧虛、血氣虛弱，也就是人體中衝脈、任脈失調，有時還會導致閉經。另外，因為氣血均虛，脾陽不振，也就容易有胃口不佳、甚或厭食的症狀。這類情形常見於黃體功能不全及高泌乳素血症的不孕症女性身上。

便秘

　　經常便秘的人，多半是因為體內血瘀氣滯或肝氣鬱結，兩者都會造成全身氣血運行不順暢，導致不易受孕，多見於黃體功能不全以及患有多囊卵巢綜合症的人。屬於中醫學「腸結」、「大便燥結」、「脾約」、「陰結」、「陽結」等範疇。多由於大腸積熱、氣滯、寒凝或陰陽氣血虧虛，使大腸的傳導功能失常。

　　如果長期服用瀉藥，會造成藥物依賴，但不用瀉藥時則無法順利排便，因此應多食含纖維素豐富的食物，如蔬菜、水果、豆類、地瓜等，並且養成每天定時排便的習慣，早上用過早餐之後，若有便意，立即上廁所。

日常小毛病 --- 惱人的過敏對症療法

　　一般有過敏性體質的人，主要是肺、脾、腎臟腑功能失調，因此攝精不易而有難以受孕情形發生，較常見於免疫性不孕（因免疫性因素而導致的不孕）。

　　免疫性不孕是由於生殖系統抗原的自身免疫或同種免疫引起，如精子、精漿、卵透明帶及卵巢內產生甾體激素的細胞均為「特異性抗原」，進而引起免疫反應，產生相應的抗體，阻礙精子與卵子結合及受精，而導致不孕。

　　中醫認為，免疫性不孕多為脾胃不健或肝腎陰虛夾瘀，免疫功能失調所致。專家在長期的臨床診療中發現，活血化瘀、滋陰涼血、清熱解毒、祛風利濕散寒等中藥對免疫功能都有抑制作用，因此他們對免疫性不孕患者多採用補腎調中為主，並輔以滋陰降火、活血化瘀和舒肝理氣、清熱利濕的方法，也鼓勵病患針對不同過敏症狀以食療來調理。

　　除了透過藥膳或茶飲來增強免疫力外，少接觸過敏原，忌食寒涼性食物都有助改善。

白朮茯苓阿膠羹

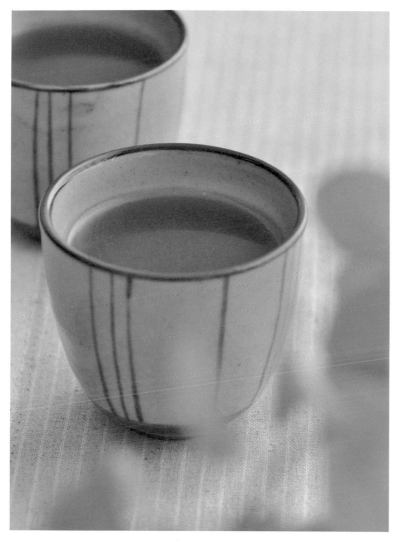

適用：特稟體質

- 預防便秘
- 健脾燥濕
- 健胃鎮靜

材料

藥材： 白朮3錢、茯苓3錢、阿膠3錢、冰糖適量

作法

1. 鍋中放入1000c.c.的水及白朮、茯苓一起煎煮，去渣。
2. 藥汁加入阿膠及冰糖拌勻調成羹狀，溫服即可。

喝法

1週2～3次。

1. 預防便秘，可以每天晨起先喝300c.c.溫熱開水，慢吞慢飲，讓腸子動起來。另外，每天大腸經循行時間（上午5～7點），訓練自己定時且一覺醒來，正好如廁。在上廁所時可同步按摩手陽明大腸經，以促進排便順暢。
2. **白朮**是典型的抗老強身中藥材之一，有補肺益氣、健脾燥濕、化濕利水、健胃鎮靜、滋補的功能，能有效調養因氣虛引起的倦怠乏力、大便呈稀薄狀、消化不良等症狀。搭上阿膠，就能強健脾胃，促進食慾與腸胃的吸收能力。

養胃茶

適用：陰虛體質

預防便秘
調理脾胃虛弱者
滋潤生津

材料

藥材：沙參 15 克、麥冬 15 克、生地 10 克、玉竹 5 克
食材：冰糖少許

作法

1. 把全部中藥材加 1500c.c.水煎煮入味，即可溫飲。

喝法

一週 2 ～ 3 次。

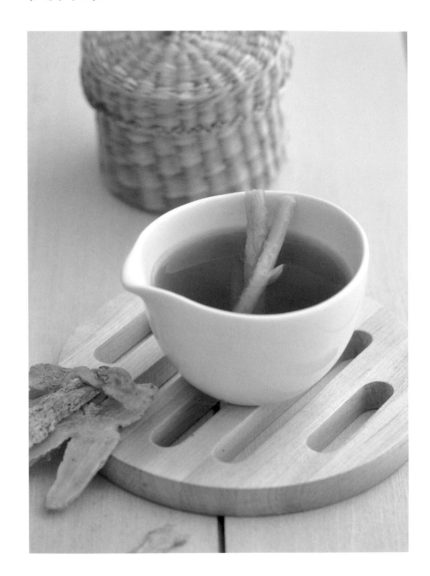

1. 便秘多半是因為體內血瘀氣滯或肝氣鬱結，兩者都會造成全身氣血運行不順暢，導致不易受孕，多見於黃體功能不全以及患有多囊卵巢綜合症的人。
2. **沙參**是治療慢性咳嗽或乾咳、痰少、津液不足的常用中藥材，具養陰清肺之效，麥冬同樣也有潤肺清燥的功能，沙參補氣而麥冬可健脾，不但有益脾胃虛弱者，也適合秋冬服用以去除煩燥、滋潤生津。

芝麻糊

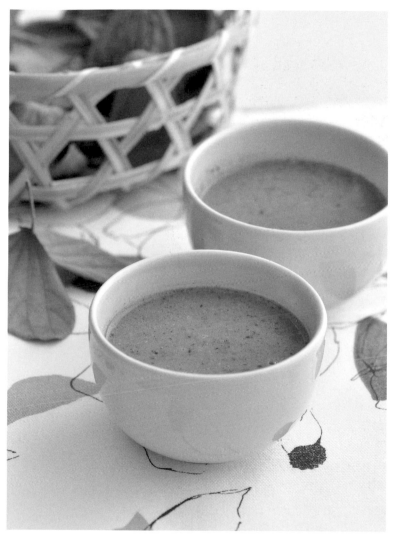

適用：陰虛體質

預防便秘
有助於延緩老化
排除宿便的功能佳

材料

牛奶 300 公克、黑芝麻
20 公克、蜂蜜 30c.c.。

作法

1. 先把黑芝麻放入鍋中
   炒熟，取出後，磨成
   細末備用。
2. 鍋中放入牛奶，以小
   火煮滾，倒入蜂蜜調
   勻，最後加入芝麻末
   拌勻即可。

喝法

1 週 2 ～ 3 次。

黑芝麻容易取得、價格便宜，有極為優質的營養成分，是非常好的保健食材。所
含維生素 E 有助延緩衰老；有習慣性便秘的人，多食用黑芝麻，在排除宿便的同
時，一併將腸內毒素帶出，還能使肌膚變得更光滑柔嫩。

蜜汁無花果

適用：陰虛體質

有效排除腸道
致癌物質、
淨化腸道

材料

無花果 10 個
蜂蜜適量

作法

1. 無花果洗淨後，加 3
   杯水以小火煮至軟
   爛。
2. 熄火後加入蜂蜜調
   味，即可溫服。

喝法

一週 2～3 次。

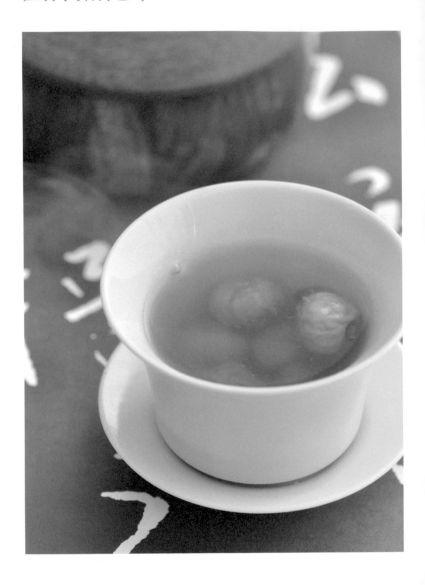

無花果在中醫來講具有潤肺止咳、清熱潤腸的好處，而它確實也是營養多多，鈣質含量豐富。其食物纖維、果膠，對排除腸道致癌物質、淨化腸道可發揮極好的作用，不但適合便秘的人多食用，想提升食欲、消化不佳者亦可攝食。

紅糖紅棗湯

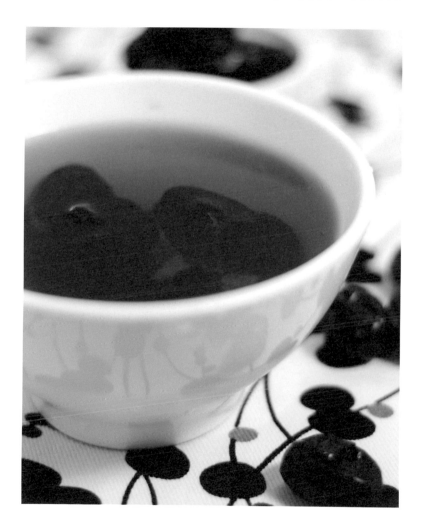

適用：氣虛、氣鬱體質

養血、活血去瘀
溫經

材料

紅棗 15 顆
紅糖 100 公克

作法

1. 將洗淨的紅棗放入鍋中，加入 500c.c. 的水，蓋上鍋蓋，以中火煮滾，轉小火。
2. 續煮約 5～10 分鐘，待紅棗煮出味道，熄火後加入紅糖拌勻，即可飲用。

喝法

一週 2～3 次。

紅棗又稱大棗，有「天然維生素丸」的美稱，因為它富含維生素 A、C，以及胺基酸等多種營養成份，其中的鈣、鐵，對防治骨質疏鬆與貧血有極好的作用。紅棗不但有補中益氣、養血安神之效，且藥性緩和，是藥食兩用的最佳養生好物。

南瓜湯

適用：氣虛體質

提高抵抗力
保護呼吸道、預防感冒

材料

南瓜 1/4 個、豆苗適量
鹽 1/2 小匙

作法

1. 南瓜洗淨，去籽後，
   切丁。
2. 將切好的南瓜放入電
   鍋內鍋中，外鍋加入
   1 杯水，按下開關，
   待開關跳起，再燜 5
   分鐘。
3. 取出後放入果汁機中
   打勻後，加入鹽調味，
   放上豆苗即完成。

喝法

1 週 2 ～ 3 次。

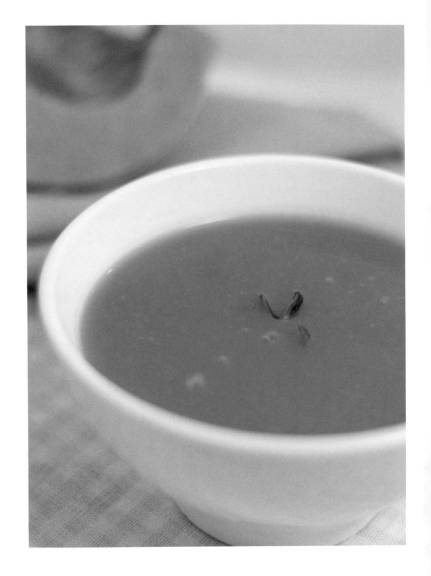

1. **南瓜**是抗氧化物質－β 胡蘿蔔素的絕佳來源，對預防癌症、提高抵抗力、對
   抗衰老有良好功效；胡蘿蔔素在體內進一步轉化成維生素 A 後，能有效避免
   呼吸道黏膜細胞受到病毒的入侵，保護呼吸道並預防感冒，換季時不妨多多食
   用。
2. 如果想要當成一餐，可以在煮南瓜時，加入 1/2 杯洗淨的糙米，外鍋加 1 杯水，
   按下開關，煮熟後加入鹽調味即可。

日常小毛病 --- 太胖或太瘦對症療法

　　過去我們常聽老一輩的媽媽們說女生太瘦不好，不容易生小孩，最好是臀部又大又圓才好生。有些人聽了可能會不以為然，不過，這的確是有點道理的。過胖的女性，體內的過多脂肪會轉化成性激素，導致卵巢異常，若是又合併有多囊性卵巢症時，不孕的機率是非常高的。而體型太瘦的女性，當體內脂肪不足時，就有可能演變成沒有月經的情況，而嚴重干擾生殖功能。

　　無論是太胖或太瘦，都會引發內分泌紊亂，就算成功懷孕，孕期也會有許多不適應之處，對寶寶的成長發育亦會有一定程度的不良影響。

　　如果有肥胖問題，多半見於黃體功能不全及多囊卵巢綜合症之不孕症患者。以體質來說，是屬於痰濕體質，即體內黏稠的代謝物及進入身體的水分，因為無法順暢代謝而積存在身體裡，使得代謝異常，進一步就改變了子宮受孕的環境。這類型的女性常有月經不規則、量少，甚至有閉經症狀。

肥胖問題

　　過度肥胖和體重超重的女性較難懷孕，而且肥胖會破壞女性內分泌，也會阻礙排卵，更會引發各種健康問題，例如：糖尿病、高血壓及心臟病等等，這些疾病也可能造成婦女不孕，並會在懷孕過程中出現一些併發症。有過胖困擾的女性，可以試試以下湯飲。

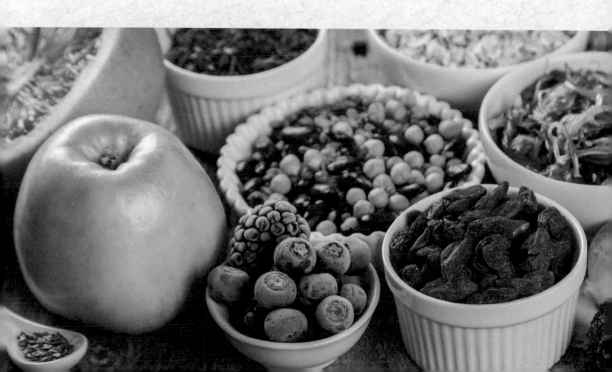

薏苡仁湯

適用：痰濕體質

利水滲濕
利尿排毒

材料

食材：薏苡仁 300 公克、
糖適量

作法

1. 薏苡仁洗淨，用 600
   c.c. 的水浸泡約 2 小
   時，瀝乾備用。
2. 鍋中倒入 1000c.c. 的
   水及薏苡仁煮滾，轉
   小火，煮到薏苡仁軟
   爛，熄火後加糖拌勻
   即可食用。

喝法

1 週 2 ～ 3 次。

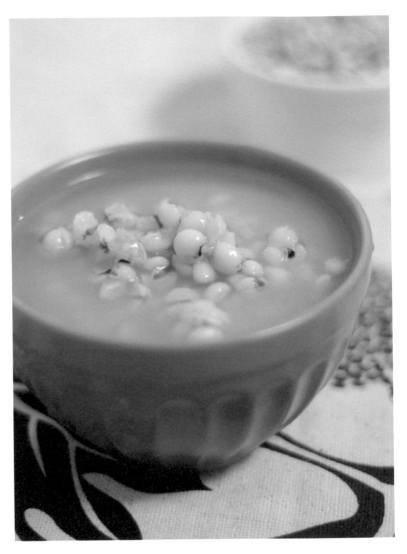

薏苡仁即薏仁，中醫常用來促進體內血液和水分的新陳代謝並
強健脾胃，其利尿、消腫的功效特別好，長期飲用薏仁水還能
改善皮膚問題，滋潤養顏、美白退火；有慣性便秘者，多吃薏
仁有助排便更順暢。

栗子山藥紅棗湯

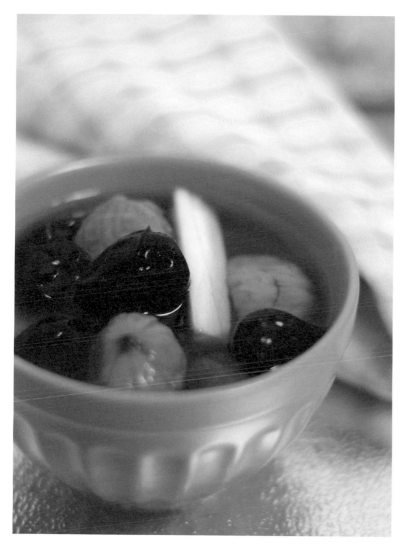

適用：氣虛體質

調脂減肥
養氣益胃

材料

食材：紅棗 50 公克，
栗子 50 公克，山藥 100
公克
調味料：鹽少許

作法

1. 山藥去皮、切塊；紅
   棗、栗子均洗淨。
2. 鍋中倒入 1000c.c. 的
   水，加入山藥及紅
   棗、栗子一起煮滾，
   轉小火，煮到栗子變
   軟，熄火。
3. 加入鹽調味拌勻即
   可，湯汁可當成茶飲
   平日食用。

喝法

一週 2～3 次。

山藥味甘而性平，入脾、肺、腎三經。具有健脾、補肺、固
腎、益精等多種功效。新鮮山藥中黏黏的液質含有消化酵素，
能滋補身體，還可以抗菌，抗氧化，抑制癌細胞且調節生殖
系統，增強免疫力，不像芋頭、馬鈴薯一樣會令人發胖。

過瘦的煩惱

身體瘦弱的女生通常都是氣血虛弱，因此會有月經不調，不能攝經成孕的問題，也因為子宮內膜太薄，而導致排卵及著床障礙。另外像是減肥減過頭的女孩子，我也碰到過，她們為了保持好身材，催吐、減肥藥樣樣都來，荷爾蒙分泌嚴重失調，不是月經週期大亂，就是好朋友再也不來了，像這樣的狀況就需要花更長的時間慢慢來調整，因此可搭配以下食療調理。

芡實蜜汁飲

適用：氣虛體質

益腎固精、補脾止瀉
養血安神，治療失眠、
消化不良等症

材料

芡實 20 克、紅棗 6 顆、
銀杏 10 顆、龍眼肉適
量

作法

1. 芡實裝入紗布袋中。
2. 鍋中倒入 800c.c. 的水
   以及中藥包，煎煮到
   剩約 500c.c. 的水，即
   可熄火、去紗布袋，
   溫飲湯汁即可（可加
   入適當砂糖調味）。

喝法

1 週 2～3 次。

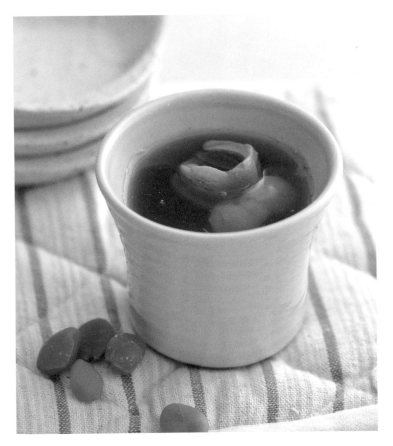

銀杏又稱白果或銀果，《本草綱目》記載它「熟食溫肺、益氣、定喘嗽。」因此對潤肺、化痰止咳、通經止瀉、去濕利尿都有功效，常食可促進血液循環，非常適合體虛及白帶過多的女性，但「性溫有小毒，多食令人腹脹」，一天以不超過 10 顆為宜。

參麥茶

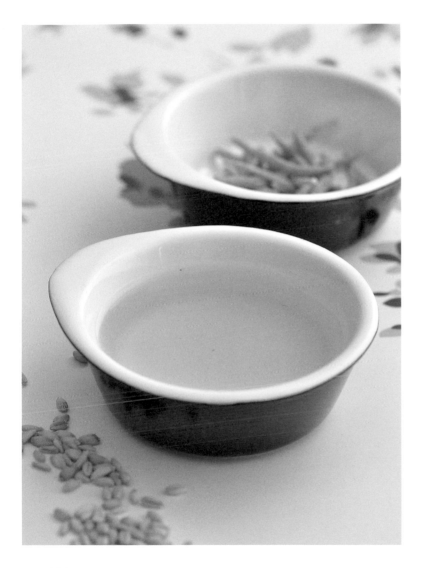

適用：**氣虛體質**

補氣生津
主治氣虛乏力、口乾
自汗（不知不覺出汗）
病後體弱症狀

材料

太子參 20 克、浮小麥
25 克、糖少許

作法

1. 將太子參、浮小麥裝入紗布包中。
2. 鍋中倒入 800c.c. 的水以及中藥包，以小火煎煮至剩 500c.c.，熄火後去渣，藥汁加入砂糖調味即可溫飲。

喝法

一週 2 ～ 3 次。

止汗是**浮小麥**主要的功效，並有退熱除煩、益氣、養心補血等功效，搭配藥性平穩的太子參還能有補益脾肺，促進腸胃道消化吸收營養的作用，進一步能調節身體的免疫力。

人參茶

適用：氣虛體質

滋陰清熱
補養脾胃

材料

人參薄片 5 克

作法

1. 保溫杯中放入人參
片，沖入 350c.c. 的
熱水，浸泡約 3 ～ 5
分鐘後即可飲用。

喝法

1 週 2 ～ 3 次。

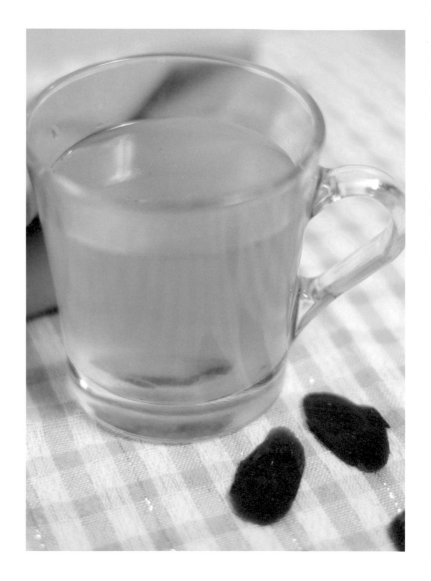

1. 體質與病症屬熱，想要養陰清火的一般用西洋參、白糖參，可用冰糖調味；體
質或病症屬寒，想要溫補者，一般用紅參，可用紅糖調味。

2. **人參**是中藥中的藥王，具有治百病及強身的功效，自古以來即佔有十分重要
的地位。人生別名是黃參、血參、神草、土精。醫學記載人參可以恢復元氣，
生津止渴，安神益智，可以調節中樞神經，使緊張的情緒得以恢復，平常可
以直切取切片放入口中食用，不要咀嚼。

男性不孕的七大辨證分型及治療法

男性不孕症在中醫屬於「虛勞、精清、精少、陽痿、早洩」等範疇。辨證論治分為六大類型，中醫針對此六大類共有 14 道食療配方，外加穴位按摩，了解體質後即可從生活中改善！而少精症、弱精症、精子不液化、陽痿等引起的不孕，一般療程約需 3～6 個月。

辨證分型 1：腎陽虛證

這是指久婚不育，缺乏性慾或有陽痿、射精無力者，同時有腰膝痠軟、小便清長（尿液顏色淡而尿量多），畏寒，經精液化驗後精子數量過少、活動力不佳或死精子過多等症狀。因為是屬於腎臟陽氣不足的虛寒症，因此在用藥及調養上需以補腎、壯陽、生精為主。

穴位按摩治療法

主要穴位：
關元、神闕、腰眼、命門、八髎

按摩法：

1. 手掌以肚臍為中心，輕柔地以順時針按摩腹部，並反覆自小腹向上推揉，按摩至腹部溫熱。再用食指與中指併攏點揉關元、神闕等穴各 5 下。可反覆操作 3 次。

2. 手掌分推脊柱兩側，由上至下推揉至背部溫熱。雙掌交疊按揉腰眼、命門各 5 下，續握拳，輕輕扣擊八髎穴，雙手交替扣擊約 7～10 下。可反覆操作 3 次。

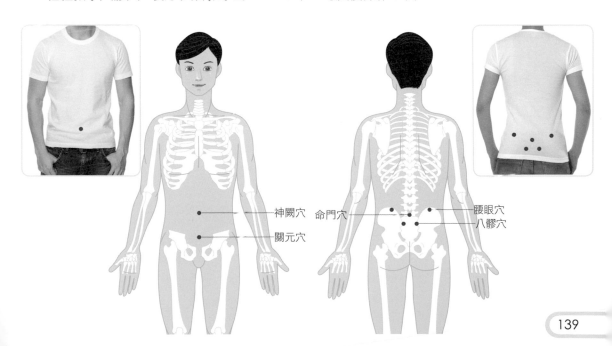

神闕穴　命門穴　　腰眼穴
關元穴　　　　　八髎穴

【日常飲食治療法】
鹿角膠飲

適用：陽虛體質

有滋腎壯陽的功效

材料

鹿角膠 2 錢，
鮮奶 200c.c.

作法

1. 鮮奶倒入鍋內，以小
   火溫熱。
2. 加入鹿角膠煮至烊
   化，熄火，待稍涼即
   可飲用。

喝法

1 週 2 ～ 3 次。

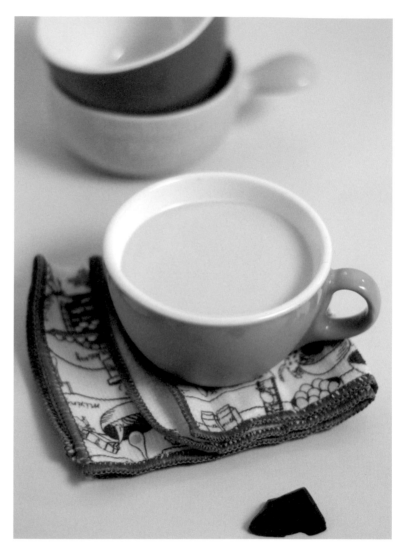

鹿角膠有溫補肝腎、補血益精之效，加入牛奶還能達到有益脾
胃、生津潤腸的作用。但具有陰虛火旺體質者，即有口乾舌燥、
口臭、便秘、痔瘡等熱性症狀的人，並不適合食用。

鹿茸扒猴頭菇湯

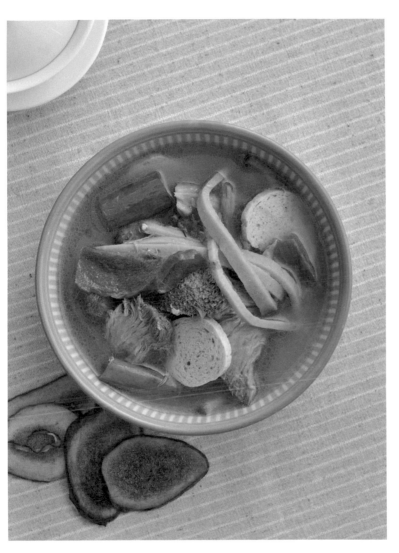

壯元陽，補血氣
適用於腎陽虛之陽痿
滑精（夜間無夢甚至白
天清醒而遺精）

材料

食材： 猴頭菇 250 公克
火腿、冬筍各 60 克
蔥段、薑片適量
藥材： 鹿茸粉 6 克
調味料：
A 料： 雞高湯 1/2 杯，
　　　　鹽 1/2 小匙
B 料： 太白粉水 1 大匙，
　　　　香油 1/2 小匙

作法

1. 猴頭菇洗淨，切厚片；
   接著把火腿、冬筍切
   小片，或切絲。
2. 鍋內放入少許沙拉油
   燒熱，放入薑片、蔥
   段爆香，加入 A 料及
   冬筍、火腿片，再加
   入猴頭菇、鹿茸粉，
   加蓋燜煮，小火煨 10
   分鐘，以太白粉水芶
   芡，淋上香油即可。

喝法

一週 2 ～ 3 次。

猴頭菇含有非常優質的高蛋白，且低脂、多纖，口感鮮嫩爽
口，是很好的「植物肉」，在幫助消化、滋補身體、提高免
疫能力上效果均佳。平常肉吃太多的男性，會有降低膽固醇
的功效。
鹿茸向來就是滋補強壯的藥材之一，可治男性腎氣不足導致
的腰部疼痛、腳膝無力等症，對女性月經失調亦有效果。

五子豬心湯

適用：陽虛體質

補腎固精，強筋添髓
適用於腎陽虛之陽痿
夢遺、早洩
精氣衰弱而不孕者

材料

食材：豬心 200 公克、薑
3 片、蔥 1 支、米酒少許
藥材：五味子 3 錢、菟絲
子 7 錢、枸杞子 8 錢、車
前子 2 錢、覆盆子 5 錢

作法

1. 中藥材加 5 碗水煎成
   3 碗，去渣，留下藥
   汁；蔥洗淨切段備用。
2. 豬心泡入水中，擠出
   內部血塊，去筋膜，
   放入滾水中汆燙，之
   後撈出以冷水沖涼，
   再加以切片。
3. 豬心放碗中加入薑
   片、蔥段及藥汁，一
   同放入電鍋內煮熟，
   起鍋前再滴入米酒即
   可。

喝法

1 週 2 ～ 3 次。

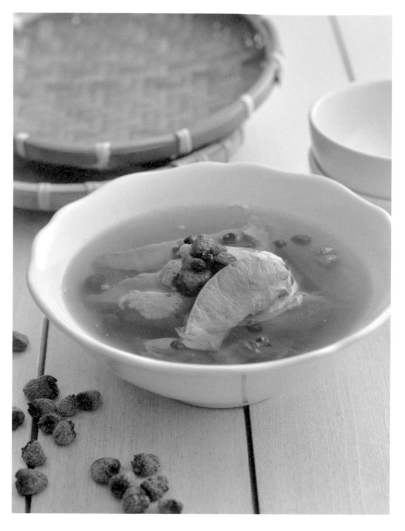

一提到豬心，大家都會聯想到營養補品或藥膳，這是因為它具有十分豐富的營養，如蛋白質、脂肪、鐵、維生素 B_1、B_2、B_{12} 等，這對增加心肌收縮力、強化心臟有良好作用；對於補虛、養心、安神也都有不錯的效果。藥膳中的五種中藥材名字都有個「子」，包括五味子、菟絲子、枸杞子、車前子和覆盆子，即「五子」，這是早自唐朝就有記載的治療男性不孕的著名藥方。五子並用，對固腎生血、改善精子質量有很顯著的效果。

辨證分型 2：腎陰虛證

　　同樣是婚久不育者，但此症候者還兼有房事過於頻繁，但精液難以液化或死精子過多，有心煩失眠、頭暈耳鳴、腰痠膝軟症狀。是屬於腎陰虧損，缺乏滋養的狀態，因此要針對滋陰補腎、清熱瀉火做改善。一般中醫會以「知柏地黃湯」加丹參、連翹、天花粉、生甘草做為用藥。

穴位按摩治療法

主要穴位：

關元、氣海、腎俞、八髎

按摩法：

1. 手掌以肚臍為中心，輕柔地以順時針撫摩腹部，並反覆自小腹向上推揉，按摩至腹部溫熱。再用食指與中指併攏點揉關元、氣海等穴各 5 下。可反覆操作 3 次。

2. 手掌分推脊柱兩側，由上至下推揉至背部溫熱。疊掌按揉腎俞 5 下，續握拳，輕輕扣擊八髎穴（尾骨兩側），雙手交替扣擊約 7 ～ 10 下。可反覆操作 3 次。

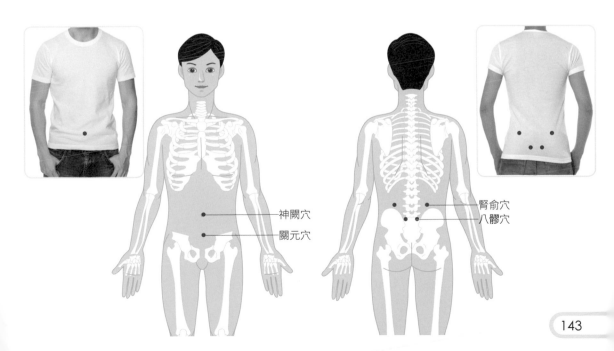

神闕穴
關元穴

腎俞穴
八髎穴

紅棗木耳湯

適用：陰虛體質

滋陰補腎、清熱瀉火

材料

食材：紅棗 10 顆、黑木耳 40 公克、冰糖適量

作法

1. 將黑木耳泡軟、洗淨，切成小塊；紅棗在表皮切十字，便於入味。
2. 鍋中放入 3 碗水與紅棗、黑木耳一起煮至紅棗熟軟，最後加入冰糖調味即可。

喝法

1 週 2～3 次。

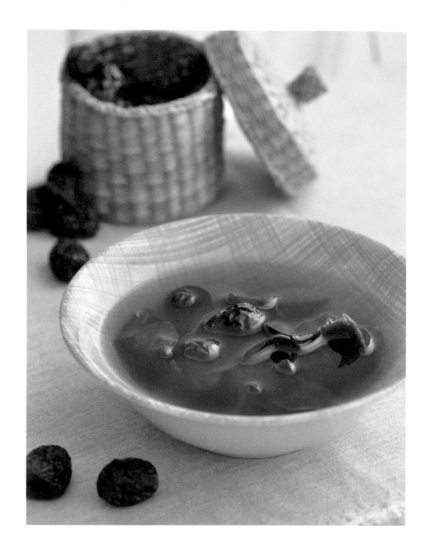

1. **紅棗**是一種強壯筋骨、補中益氣的常見藥材，還可以安血養神，減緩失眠與煩躁。此外，可以減少烈性藥的副作用、保護正氣，還可以增強免疫力以對抗疾病，無論是虛弱或健康的人都可以使用。
2. **黑木耳**是非常典型的滋陰、益氣食材，而且含有豐富的膠質，對人體消化系統有良好的清潤作用，具有清毛、洗腸、潤肺、減少血液凝塊等效果。新鮮的黑木耳鈣質為肉類的 30 倍。黑木耳與紅棗兩者合用，可達到氣血均補的雙重效果，需要潤燥、有貧血現象的女性都很適合食用。

辨證分型 3：脾腎陽虛證

　　婚久無子，「性致缺缺」或有陽痿、早洩、精清如水、缺乏精氣、精子數量過少、同時有食欲不振、腹脹、便溏（大便稀薄不成形）或五更瀉（在天快亮時產生的腹瀉）、夜尿多。一般中藥會以龜鹿二仙膠做為用藥。

穴位按摩治療法

主要穴位：

關元、氣海、三陰交、足三里、腎俞、八髎

按摩法：

1. 手掌以肚臍為中心，輕柔地以順時針撫摩腹部，並反覆自小腹向上推揉，按摩至腹部溫熱。再用食指與中指併攏點揉關元、氣海等穴各 5 下。可反覆操作 3 次。

2. 手掌分推脊柱兩側，由上至下推揉至背部溫熱。疊掌按揉腎俞 5 下，續握拳，輕輕扣擊八髎穴（尾骨兩側），雙手交替扣擊約 7～10 下。反覆操作 3 次。

3. 以手指按揉雙側三陰交 10 下，足三里 10 下。

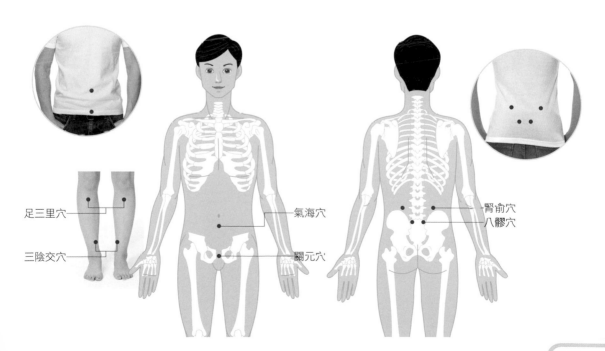

足三里穴

三陰交穴

氣海穴

關元穴

腎俞穴

八髎穴

山藥茶

適用：氣虛體質

防癌
強健消化系統

材料

食材：新鮮山藥 200 公克

作法

1. 山藥加 1000c.c. 水煎
   煮至軟爛入味。
2. 濾掉渣滓，平時可以
   代茶飲用。

喝法

1 週 2 ～ 3 次。

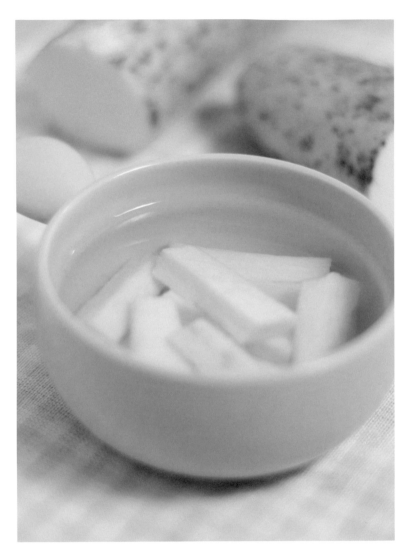

山藥有助減緩腸道蠕動，強健消化功能，既可做為日常食材使
用，亦可入藥，是營養價值極高的養生好食物。所含的大量胺
基酸及植物性荷爾蒙，具有防癌功效。

龜鹿羊肉湯

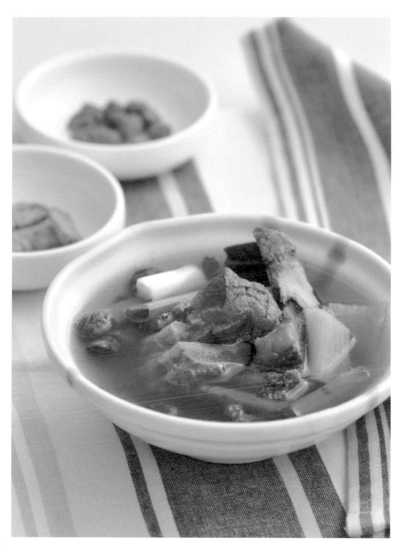

適用：陽虛體質

適用於脾腎陽虛之陽
痿、早洩
補中益氣，溫腎壯陽

材料

食材：羊肉 250 公克，
薑 1 小塊，蔥 1 支，米
酒 1/2 碗
藥材：龜鹿二仙膠 3 錢，
炙黃耆 5 錢，熟地 5 錢，
淫羊藿 2 錢，益智仁 1
錢，枸杞 5 錢，巴戟天
2 錢，肉蓯蓉 3 錢，菟
絲子 3 錢
調味料：鹽、雞粉、胡
椒粉適量

作法

1. 中藥材放入鍋中，加
   入 5 碗水煎成 2 碗藥
   汁，去渣，留下藥汁
   備用；蔥洗淨、切段，
   薑洗淨、拍鬆。
2. 羊肉切塊，放入滾水
   中汆燙，撈出，放入
   電鍋內鍋，加入藥汁
   及其他材料，外鍋加
   1 杯水，按下開關燉
   煮，起鍋前加入調味
   料即可。

喝法

一週 2～3 次。

1. **龜鹿二仙膠**是一種以龜板和鹿角做為主要原料的中藥材，
   經過長時間的熬煮，使其化成黃褐透明色的流膏狀物質，
   是一種補氣補血的良方，具有增強免疫力作用。
2. **黃耆**的補氣功效明顯，將其切片再以蜜水炒乾泡製而成，
   即成「炙黃耆」，其補中益氣的作用更強，專用於補養虛
   弱體質，對氣虛乏力、食欲不佳有非常好的效用。

辨證分型 4：氣血兩虛證

　　主要表現為婚久不育、精液量過少、精子活動力差，且易有心悸氣短、頭暈目眩症狀。宜健脾益氣、養血滋腎。中醫用藥是將「毓麟珠」此帖藥方去掉川花椒不用，另加入何首烏、川續斷、淫羊藿等藥材補強。

穴位按摩治療法

主要穴位：

關元、氣海、三陰交、足三里、血海、八髎

按摩法：

1. 手掌以肚臍為中心，輕柔地以順時針按摩腹部，並反覆自小腹向上推揉，按摩至腹部溫熱。再用食指與中指併攏點揉關元、氣海等穴各 5 下。可反覆操作 3 次。

2. 手掌分推脊柱兩側，由上至下推揉至背部溫熱。接著握拳，輕輕扣擊八髎穴（尾骨兩側），雙手交替扣擊約 7 ～ 10 下。可反覆操作 3 次。

3. 手指按揉雙側三陰交 10 下，足三里 10 下，血海 10 下。

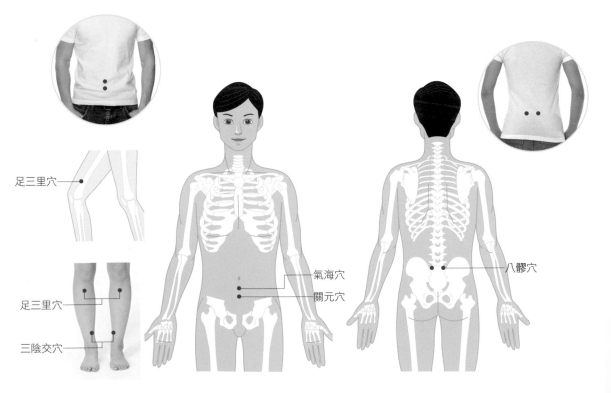

足三里穴

足三里穴

三陰交穴

氣海穴

關元穴

八髎穴

黨參紅棗茶

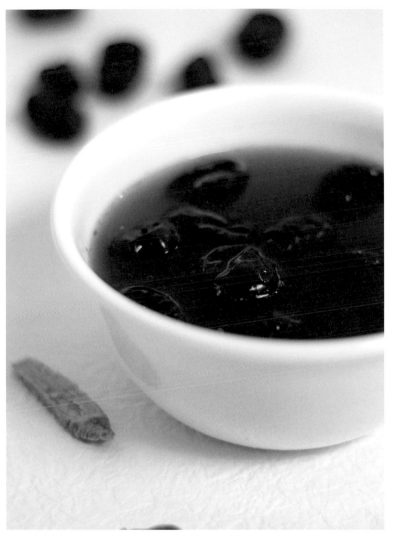

適用：氣虛體質

健脾益氣、養血滋腎

材料

黨參 4 錢、紅棗 15 顆

作法

1. 紅棗洗淨，在表皮切一刀，略微剝開。
2. 將 1000c.c. 的水放入電鍋內鍋中，再放入黨參及紅棗，外鍋加 1 杯水，煮至開關跳起，去渣，可代茶飲。

喝法

一週 2 ～ 3 次。

黨參具有補中益氣、生津養血的功能，絕對是氣血兩虧者的對症藥材。平時適當服用黨參，對提神益智、紓解疲勞、加強新陳代謝功能均具效用。其基本功效、性味與人參十分接近，但價格卻便宜得多。

人參黃耆鮮魚湯

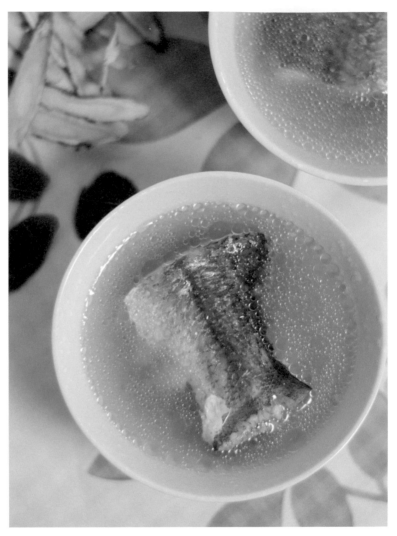

適用：氣虛體質

補氣血，溫陽，補腎
適用於病後體虛
小腹疼痛、不孕

材料

食材：鯉魚 1 尾、薑 4
片、蔥 1 支、米酒 1/2
碗、鹽 1/2 大匙
藥材：人參 2 錢、黃耆
5 錢、高良薑 1 錢

作法

1. 中藥材裝入紗布袋
   中，加 4 碗水煎成 2
   碗藥汁，去渣，留下
   藥汁；蔥洗淨、切段
   備用。
2. 鯉魚去除魚鱗、內
   臟、鰓後切段，洗
   淨，放入滾水汆燙，
   撈出，以冷水沖淨備
   用。
3. 電鍋內鍋放入中藥
   袋、鯉魚、米酒及薑
   片，放入電鍋，外鍋
   加 1 杯水煮熟，起鍋
   前加入鹽調味即可。

喝法

1 週 2～3 次。

1. **黃耆**是極為普遍的補氣藥材，氣行則血行，元氣飽滿後，人體
   的臟腑功能自然得以強化，搭配具有造血機能的高良薑，精血
   更充足。平日服食黃耆煮魚湯，副作用極少，適合全家進食，
   而高血壓患者則要避免食用。
2. **鯉魚**中的蛋白質不但含量高而且非常容易被人體消化，並提供
   人體必需的胺基酸、礦物質、維生素 A 和 D，脂肪大多為不飽
   和脂肪酸，能有效降低膽固醇，可預防動脈硬化等心血管疾病。

辨證分型 5：氣滯血瘀證

　　婚久無子，睪丸墜脹疼痛，精索靜脈曲張，死精子過多，伴有胸悶、心煩易怒等症狀。需以疏肝理氣、化瘀止痛為主。中醫多以「開鬱種玉湯」加味香附、延胡索、柴胡、當歸、白芍、丹皮、桃仁、丹參、炒白朮、天花粉為藥方來做調理。

穴位按摩治療法

主要穴位：

三陰交、地機、合谷、腎俞、八髎

按摩法：

1. 用手掌進行足部三陰經由輕而重的推揉，並反覆自膝下內側向上推揉，按摩至溫熱為止。再用姆指點揉三陰交、地機等穴各 5 下。

2. 揉捏合谷穴。用兩手指對應合谷穴，進行揉捏至溫熱程度。推揉至背部溫熱。疊掌按揉腎俞 5 下，續握拳，輕輕扣擊八髎穴（尾骨兩側），雙手交替扣擊約 7 ～ 10 下。可反覆操作 3 次。

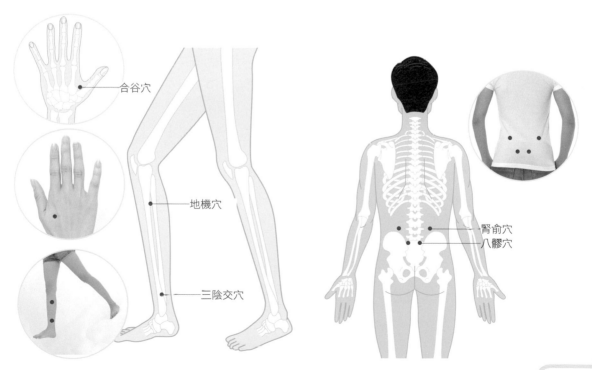

合谷穴

地機穴

三陰交穴

腎俞穴
八髎穴

袪瘀通竅飲

適用：氣鬱體質

針對精竅不通者，
幫助排出精子或卵子
主治氣滯血瘀所導致不
孕的症狀

材料

藥材：麝香粉 1 克、虎
杖 2 錢、甘草 1.5 錢
調味料：白砂糖少許

作法

1. 虎杖、甘草放入紗布
   袋中加 300c.c. 水煮
   滾，轉小火煎煮 20
   分鐘，熄火，過濾去
   渣，留下藥汁備用。
2. 藥汁加入白砂糖調味
   攪勻。
3. 服用時先吞下麝香，
   再飲藥汁。（每日 2
   次，每次服麝香 0.5
   克，藥汁 100c.c.）

喝法

1 週 2～3 次。

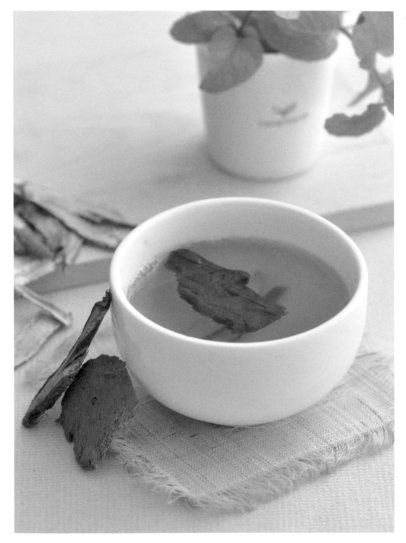

1. **虎杖**又稱苦杖，具清熱解毒、活血通經效果，加上可疏通經
   絡、開竅醒神的麝香，對女性有閉經或產後有血瘀、惡露無
   法排出的症狀亦有療效。
2. 因麝香粉用量極少，且不溶於水，同時為避免影響其有效成
   分，因此多以藥汁直接沖服。

陳皮牛肉湯

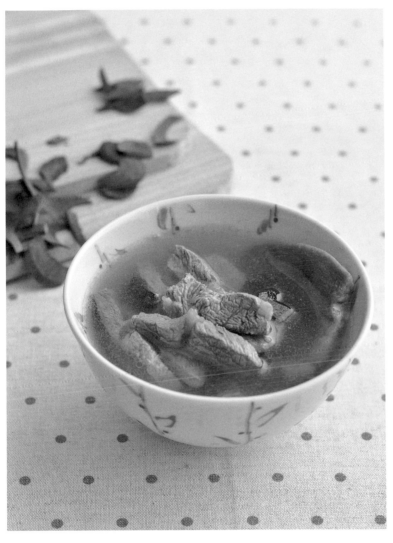

適用：氣鬱體質

疏肝理氣
活化血液

材料

食材：牛肉 250 公克、
薑絲少許，鹽適量
藥材：廣陳皮 5 錢，肉
桂 1 錢

作法

1. 先將中藥材裝入紗布
   袋中，加 4 碗水煎成
   2 碗藥汁，去渣，留
   下藥汁備用。
2. 牛肉切片，放入滾水
   汆燙、去血水，放入
   藥汁煮 3 分鐘，熄火，
   繼續燜至適當熟度，
   撒上薑絲，最後以鹽
   調味即可。

喝法

一週 2 ～ 3 次。

廣陳皮就是陳皮，因以廣東出產為佳，故名廣陳皮。是一種
非常好的理氣、健脾藥材，對脾胃氣滯證及濕痰、咳嗽等有
一定的療效，加上具益腎、補氣養血、強筋健骨功效的牛肉
一起調理，更能大大增加順氣的效用。

辨證分型 6 : 肝經濕熱證

　　久婚卻始終不孕,伴有睪丸紅腫熱痛或射精疼痛,有血精(精液帶血),死精子過多,且陰囊濕癢、小便顏色極黃、口乾口苦等症狀。

　　宜疏肝清熱、利下焦濕熱(有利小便不通,常伴有尿痛、尿頻、尿急等症狀)。中醫治療多以「龍膽瀉肝湯」加減龍膽草、黃芩、梔子、柴胡、木通、澤瀉、車前子、當歸、生地黃、黃柏、連翹、蒲公英、生甘草等做為用藥。

穴位按摩治療法

主要穴位:
氣海、中極、委中、承山、八髎

按摩法:

1. 手掌以肚臍為中心,輕柔地以順時針按摩腹部,並反覆自小腹向上推揉,按摩至腹部溫熱。再用食指與中指併攏點揉氣海、中極等穴各 5 下。可反覆操作 3 次。

2. 手掌分推脊柱兩側,由上至下推揉至背部溫熱;握拳,輕輕扣擊八髎穴(尾骨兩側),雙手交替扣擊約 7 ～ 10 下。

3. 續用姆指點揉委中、承山等穴各 5 下。可反覆操作 3 次。

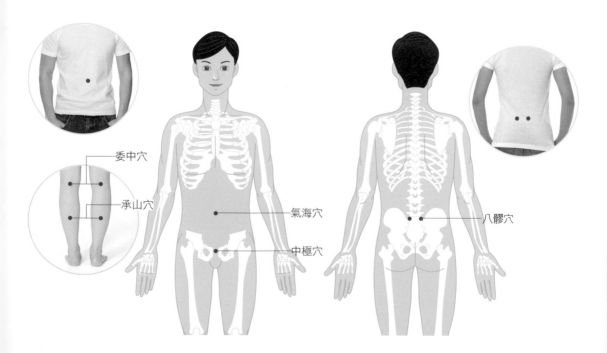

委中穴

承山穴

氣海穴

中極穴

八髎穴

木通車前子飲

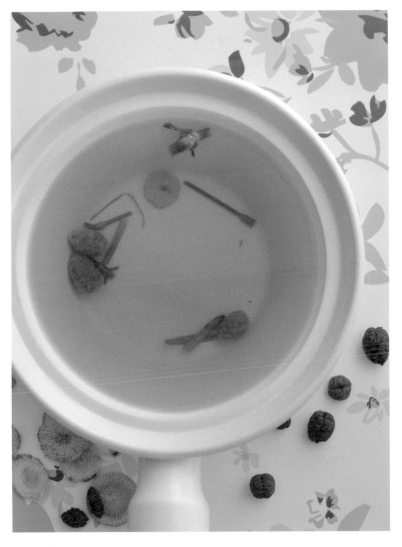

適用：濕熱體質

清熱利濕
將體內濕熱排除

材料

中藥材：車前子 3 錢
瞿麥 2 錢、炙甘草 2 錢
山梔子 2 錢、木通 2 錢
調味料：白砂糖少許

作法

1. 將中藥材放入紗布袋中，加 600c.c. 的水一起煮滾。
2. 轉小火煎煮 20 分鐘，熄火，過濾、去渣，加入調味料攪勻即可。（每日代茶飲用）

喝法

一週 2 ～ 3 次。

車前子有利尿、鎮咳、清肺化痰、止瀉、清熱解毒等功效，現代臨床醫學還用來治療泌尿道感染或結石、腎炎導致的水腫以及支氣管炎、高血壓等病症。加上同樣有利尿作用的木通，有助將體內濕熱藉由尿液排除。

茯神芡實豬肚湯

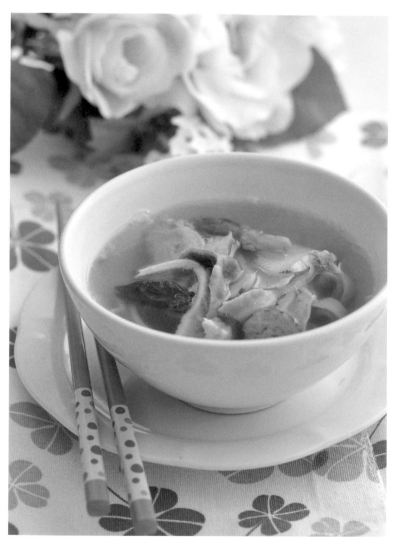

適用：濕熱體質

祛除濕熱，固精氣，
止遺精
適用於夢遺、頭暈耳鳴
腰膝痠軟、不孕等症

材料

食材：豬肚 1 塊，薑 1
塊，米酒 1/2 杯
藥材：芡實 8 錢、
黨參 8 錢、茯神 2.5 錢
炒白朮 2.5 錢、蓮子 4
錢、山藥 5 錢、蓮鬚 1.5
錢、牡蠣 1.5 錢、金櫻
子 2 錢、炒黃柏錢
調味料：雞粉、胡椒粉
1/2 小匙

作法

1. 中藥材放入紗布袋，
   加 6 碗水煎成 3 碗藥
   汁，去渣，留藥汁；
   薑洗淨後拍扁備用。
2. 以麵粉及鹽將豬肚內
   部搓洗至黏液去除，
   放入鍋中加薑、米酒
   及淹過材料的水汆燙
   去腥，撈出、切塊。
3. 將藥汁、豬肚塊放入
   電鍋內鍋一起燉煮至
   熟，起鍋前加入雞
   粉、胡椒粉調味即可
   食用。

喝法

1 週 2～3 次。

1. 就以臟補臟的觀點來看，豬肚確實具有溫胃散寒、補益脾胃
   的功效，中醫認為補益脾胃，則精血自生，因此特別適合中
   氣不足、氣血虛損、身體瘦弱的人來食用。
2. **茯神**為茯苓菌核附有松根的部份，藥性平和，對補養心腎及
   鎮靜、安神、寧心有相當好的效果，主治心神不安驚悸、失
   眠、健忘等症，搭配豬肚燉煮，可發揮療效。

辨證分型 7：痰濕內蘊證

　　婚久無子，形體肥胖，性慾缺缺或不射精，精子數量過少，伴有神脾氣短、肢體困倦症狀。以健脾利濕、理氣化痰為主。中醫多以「蒼附導痰丸」加巴戟天、杜仲、淫羊藿來做為補腎助陽、溫化痰濕的用藥。

穴位按摩治療法

主要穴位：
神闕、關元、曲池、八髎

按摩法：

1. 手掌以肚臍為中心，輕柔地以順時針撫摩腹部，並反覆自小腹向上推揉，按摩至腹部溫熱。再用食指與中指併攏點揉關元、神闕等穴各 5 下。可反覆操作 3 次。

2. 以姆指指腹揉曲池穴 5 下。可反覆操作 3 次。

3. 手掌分推脊柱兩側，由上至下推至背部溫熱。續握拳，輕輕扣擊八髎穴（尾骨兩側），雙手交替扣擊約 7 ～ 10 下。反覆操作 3 次。

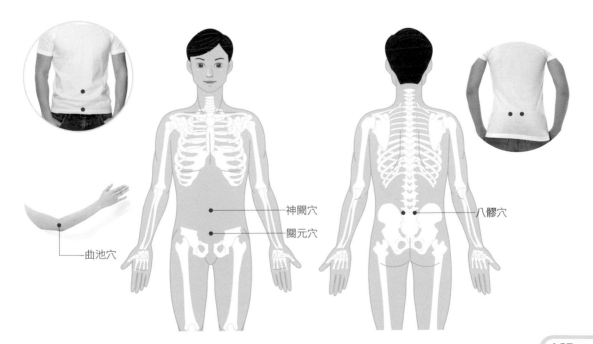

曲池穴

神闕穴

關元穴

八髎穴

桑白皮茶

適用：痰濕體質

健脾利濕、理氣化痰

材料

桑白皮 30 克

作法

1. 事先將桑白皮裝入紗布袋備用。
2. 鍋中倒入 4 碗水煮滾，放入中藥包，煮滾後熄火，加蓋燜 5 分鐘。

喝法

代茶飲用。

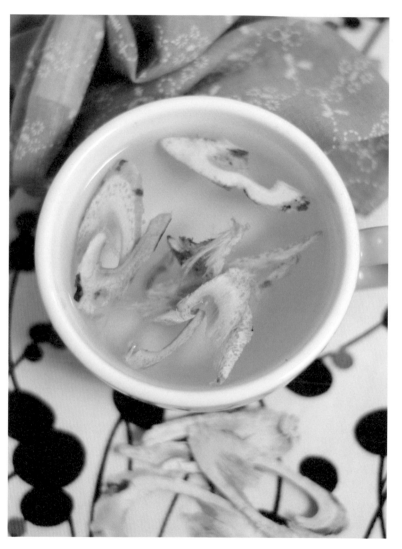

味甘、辛，性寒。對瀉肺火、降肺氣達到清肺、止咳有良好效果，同時還能利水消腫，通利小便，亦用於治療高血壓病症。此為生品，可利水、清火，如果是經過蜜炙後的桑白皮，則可用在治療因肺虛所引起的咳嗽現象。

肉蓯蓉雞蛋湯

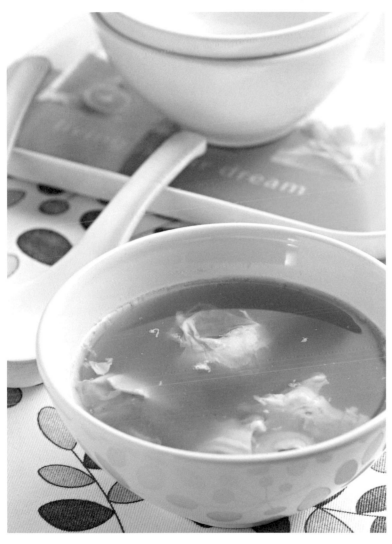

適用：痰濕體質

補腎助陽、溫化痰濕

材料

食材：雞蛋 1 個
藥材：肉蓯蓉 3 錢
調味料：鹽、雞粉、黑
胡椒少許

作法

1. 鍋中放入肉蓯蓉後，加入 4 碗水煎成 2 碗藥汁，去渣，留下藥汁備用。
2. 藥汁煮滾，趁熱打入雞蛋，最後加入調味料調味即可食用。

喝法

一週 2 ～ 3 次。

《本草綱目》記載**肉蓯蓉**：「此物補而不峻，故有從容之號。」説明了它雖是補藥，藥效卻很溫和，溫補而不燥。傳統上多用來治療男性陽痿、遺精或女性月經不調，對增強記憶、延緩衰老也有效用。

Point 關於男性不孕的原因＆檢查，你一定要知道！

男性精蟲品質是受孕的關鍵，雖然有很多人認為，先生在性能力方面，好像都很正常，所以萬一有不孕的狀況發生，就比較不會認為是男性的問題。但是現在因為生活壓力很大，再加上有環境荷爾蒙、菸酒、以及肥胖等問題，導致男性不孕的比例，有逐年攀升的趨勢。雖然男性 40 歲以下不孕的也有，但一般來說，男性在 40 歲以後，染色體突變的機會比較大，也是導致不孕的原因之一。

目前男性精蟲數已經下修到 1500 萬／毫升，才稱之為不孕，但除此之外，也會因為年紀增長，而造成染色體突變，讓胚胎的成熟度變得比較不好，相對就會讓流產率大大的提升。針對男性不孕部分必須闡明的是，性能力並不等於生育率，在男性部分，還是再次強調，在中醫的調養上，以精蟲的品質來調理為第一優先，所以不管是四季的藥膳或是針對體質的藥膳，還是對精蟲的品質來做調整。

另外要提醒的是，很多不孕的男生，他們常常去吃坊間所介紹的補藥酒，像是補腎壯陽的藥最多。雖然在男性的不孕常會運用補腎壯陽，但也要特別小心，必須請教合格的中醫師，因為市售一些補腎壯陽的藥，如果用量過大，事實上會弊多於利。主要是因為，很多蟲類的藥品，補腎藥品，常常副作用也多，長期過量服用，造成消化系統或神經系統中毒也很多，所以，在男性不孕的臨床中，利用中藥的補腎壯陽藥，雖然在不孕治療中會常用，但是還是必須慎用、小心使用。這也是我希望很多不孕的男性患者不要胡亂自行服用一些補藥酒或是補腎壯陽藥的理由，最好能夠事先請教中醫師會更適當。

一、男性不孕常見 6 大原因

1. **內分泌異常：**如下視丘、腦下垂體或甲狀腺等內分泌異常。
2. **基因異常：**因為染色體異常造成的精子製造困難或過少，導致無精症。
3. **先天性異常：**先天生理結構上的異常。
4. **睪丸因素：**如隱睪症、睪丸扭轉、睪丸受傷、陰囊水腫。
5. **性腺因素：**因為抽煙、酒精、大麻、類固醇、藥物或不同職業性質的因素造成性腺功能低落。
6. **性交因素：**無法正常完成房事，如陽痿。

二、男性不孕症檢查

1. 理學檢查：男性外陰部的檢查，包括：

(1) 睪丸大小是否正常對稱。

(2) 副睪、輸精管、精索有無異常或硬塊。

(3) 陰毛分布的情形。

(4) 陰莖發育狀態等。

(5) 其他部位：乳房、甲狀腺、臉部毛髮等都需一併檢查。

2. 精液分析：是男性不孕症檢查中最基本的檢驗，通常要求男性 5 ～ 7 天內不排精，檢驗時須以手淫方式取得精液。

三、10 項指標，讓你看懂精液檢查

(1) 精液量：>2ml

(2) 精子活動力：前進活動 >50%，高速直線 >25%

(3) 精子數：>1500 萬 / 毫升

(4) 正常精子型態：>30%

(5) 精子生存率：>75%

(6) 白血球：<100 萬 /1ml

(7) 抗精子抗體測定法：結合率 <20%

(8) 混合抗球蛋白反應（MARtest）：附有顆粒的精子 <10%

(9) 液化時間：應於 30 分鐘內自行液化

(10) 酸鹼值：PH5.0 ～ PH8.0

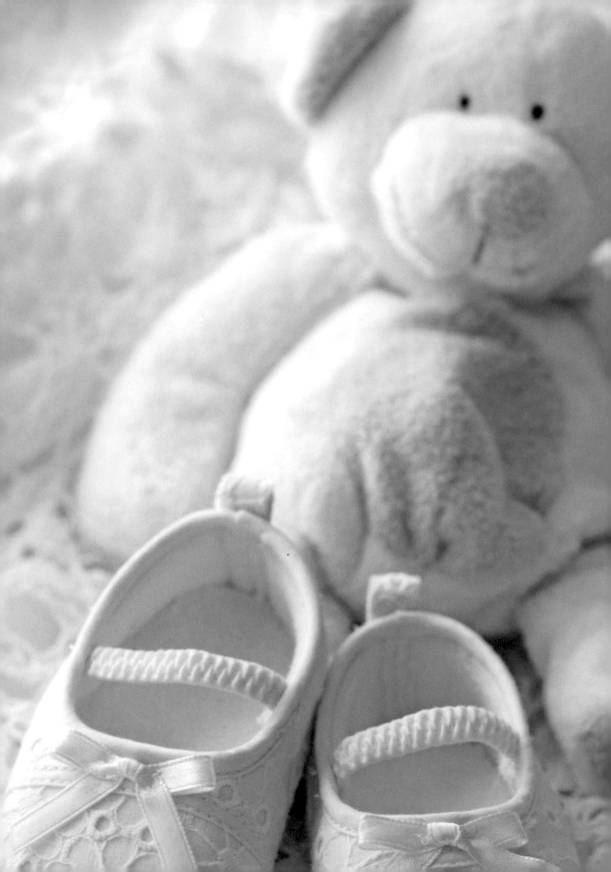

產後＆小產的身體調養術
為懷下一胎做準備的
產後、小產養護必學知識

我們常講懷孕足月產叫「瓜熟蒂落」，

而小產就好像水果還沒有成熟，

就被硬生生地從樹上摘下來，

不論是生理上還是心理上的傷害，都可想而知，

所以小產更需要調理修補身體，

才能為再次懷孕做準備。

小產或產後必學的身體調養方法大公開

　　不論妳是沉浸在喜獲寶貝的歡愉中，還是在痛失寶貝的傷痛裡，在進入下一個階段之前，都應該藉此機會把身體調養到最佳狀況，而坐好月子，就是一個最好的方式。本章節收錄產後或小產的養護知識，想要把身體修補到最佳狀態的妳絕對不能錯過。

坐對月子，幫妳去除身體原有的壞毛病

　　經由科學統計，月子生活的種種注意事項確實是有其意義的。月子中調養得宜，可徹底去除身體原有的壞毛病，讓身體更加健康，媽媽們也會顯得更有魅力！但錯誤的坐月子方式，則會加速身體老化，讓身材走樣、骨質流失，消耗體力，甚至更年期會提早來臨。

　　但或許有人會問，西方人也沒在坐月子啊，為什麼非要坐月子呢？其實這是因為他們平日飲食多為高蛋白、高脂肪的肉類，吃的多、運動也多，所以生產過程對西方女性造成的傷害相對較小。不過根據統計，一旦步入中年後，很多的婦科疾病、風濕、腰痠背痛、視力減退、關節疼痛……等症狀，比起有坐月子習慣的東方人來說，患病機率相對會增加；尤其在罹患乳癌的比例上面也很明顯。

　　另外，藉著坐月子的期間，正是媽媽與寶寶可以建立緊密關係的重要時刻。因此，剛剛生完的媽咪若能在這個階段受到良好的照護，多愛自己一點，擁有平靜、愉快的心情，那麼寶寶也能感受到，進而培養出健康的性格。

人工或藥物流產或小產後，補血、養血是調養重點

　　很多人都以為，只有生產才需要坐月子，但其實這是錯誤的觀念。小產雖然沒有真正的生產，但在流產的過程中，不論是人工或自然的方式，都會對母體造成很大的傷害，如果沒有好好調養，日後可能會引起月經失調、腰腹疼痛、痠痛，甚至不孕以及習慣性流產等後遺症。

　　小產與產後的調養階段是相同的，只是時間較短，大約 2～3 週即可。至於該用什麼方式來調理，還是要根據流產的原因來規劃。

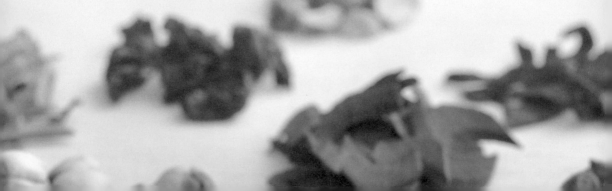

人工流產、自然流產的調理法

人工流產對身體的傷害是最大的，加上過程中如果沒有處理好，很容易引起宮頸沾黏、子宮內膜變薄、子宮內膜異位症，而導致經血減少、長期閉經、不孕。 因此調理的重點是加強補血、養血，藉由補血的方式使子宮內膜增厚，也幫助被破壞的子宮內膜能迅速恢復原狀。

自然流產的調理法

這類型的流產是因為胚胎基因缺陷、發育不良或是母親身體虛弱造成的。這種胚胎的流產是自然淘汰的一種，從優生學角度，未必是一件不幸的事！

這類型流產的調養重點在補氣血、補肝腎；補氣血能使母體強壯，補肝腎可強化生殖系統，提升身體機能，可避免再度流產。

小產的兩階段調理法

第一階段／產後第 1 週

調理重點：以排除惡露、順暢經血、利水消腫為主。

小產後的第一周，禁止吃燥熱大補食物，以免影響子宮收縮，導致出血問題更嚴重。建議可以吃益母草活血調經、利水消腫，幫助子宮復原。

第二階段／產後第 2 ～ 3 週

調理重點：這時候的重點放在「補充元氣」。

加強小產後的體力恢復，可多補充維生素 B12、維生素 C，這兩者是造血的關鍵，也能讓傷口癒合得比較快。

食補方面，可在惡露排乾淨後，補充麻油雞或是腰子杜仲湯、十全大補湯、四物湯幫助補充營養，恢復體力、強化筋骨、預防腰痠。由於每個人的體質、小產原因、流產時的胎兒周數都不同，調養方式也會不同，建議應諮詢專業中醫師才能根據個人狀況設計適當的藥膳。

小產後需要特別注意的事項

1. 小產後要多休養，飲食力求清淡營養

小產後除了坐月子，也要改善生活習慣。少吃冰冷食物，多吃清淡且營養的飲食。小產後7 ～ 14 天內儘量多休息，不要做太激烈的運動以及提重物。

2. 流產後月經的恢復

如果從手術的那天，或是吃藥的第一天開始算，流產後第一次月經來的時間約4～6週後。但如果以吃藥的方式，胚胎需要花一段時間才會流掉，所以月經恢復的時間可能比較慢。此外，懷孕的週數愈大，月經恢復的時間也會延後，以上這些情況，也會有個別差異。

3. 什麼時候可以開始有性行為？

在流產後太快有性行為，一方面可能會造成感染，另一方面因為子宮內膜還未恢復穩定，在性行為後容易產生出血及腹痛。所以，如果是人工流產，在術後2個月內禁止有性生活。

4. 身心理健康再懷孕，有助生出健康快樂寶寶

一般流產後大約2～3周，女性就可恢復排卵功能。不過，心理的恢復也需要時間，建議求子心切的女性，最好等到自已心理狀況也調適好之後才計畫再懷孕。在身心都健康的情況下，才能孕育出健康、快樂的寶寶！

媽咪必讀的「坐月子」調理原則！

其實生產後當胎盤排出子宮外時，子宮會立刻收縮，子宮底的高度也會隨著產後的天數而有改變。生產後，子宮底高度降於臍平或臍下1指，產後第2天會稍高於肚臍，之後每天的下降速度大概是1指的寬度，過了2週，子宮就會下降到骨盆腔，這時撫摸腹部已經無法摸到；等到6周後，子宮大概就可以恢復到懷孕前的大小。

所以，產後子宮底的位置應在腹部正中，但因為懷孕時乙狀結腸將子宮底推到右邊，因此子宮底有時會偏右，子宮在產後可以自行清除沾黏於子宮壁上的物質，經由陰道流出類似經期的血和經血量差不多，有時量稍微多一點，這就是大家統稱的「惡露」。

瞭解產褥期排出的惡露變化

「惡露」剛開始2～3天，量多且顏色偏紅，漸漸的會變成淡紅色，量也逐漸變少，大約產後第10天，大多會變成黃色或白色。在正常情況下，產後4～6週時，大多數產婦都應該已經排除乾淨了。

生化湯常用於治療產後惡瘀血內阻，加上其具有活血化瘀，促進乳汁分泌，讓子宮功能迅速恢復，並減少產後腹痛、預防產褥感染的作用，所以，也就成為產後的必服方劑。

基本上，生產完的體質原則上是處於「血虛」狀態，因此若身體有任何病痛或疾病，中醫首先會以「固氣血」為主。當然，還是得看「惡露」的有無，以及產婦生產時是自然產還是剖腹產？才能給予最適當的處置。

產後身體調理 4 步驟！

　　產婦經過十月懷胎，產後的身體氣血空虛、抵抗力也較弱，自然很容易抵擋不住病菌的侵襲，引起感冒、腸胃不舒服等等情況就會隨之增加。

　　因此針對這些產婦分娩後容易罹患的小毛病，我認為還是必須制定飲食、生活起居的規範，例如：不要洗澡、洗頭、吹風，不要吃生冷的食物……等等。這些可說是歷經千百年來不墜的智慧結晶。

　　一般說來，產後調理會分為以下 4 個時期：
❶ 第 1 階段：**促進子宮收縮**：清除惡露，藉以促進乳汁分泌。
❷ 第 2 階段：**養血、化瘀血**：並兼補氣，加強子宮內膜修復。
❸ 第 3 階段：**補氣、健脾去濕**，調理腸胃。
❹ 第 4 階段：**補氣、養血、益腎**：加強骨盆腔恢復，使子宮卵巢機能正常，預防產後腰痠背痛及掉髮。

　　其實許多產婦對於「坐月子」都是一知半解，以致「坐月子」服用太多的生化湯，造成惡露時間延長；或是只吃十全大補湯，造成口乾舌燥、牙齦浮腫、便秘、睡眠多夢、盜汗等上火症狀，這些都是用錯方法所致。

　　就我的經驗來看，婦女產後調理一定得講究循序漸進，一個步驟調理完了，才可以進行下一個步驟；至於一般產婦常碰到像是長輩要求產婦不要喝水的問題，多數中醫師則不能認同，因為「水」是維持生命重要元素，可以適量攝取，但記得要喝溫水。

到底什麼是坐月子？要坐多久才夠？

　　所謂「月子」是指胎兒、胎盤娩出後到產婦身體機能和生殖器官復原的一段時期，一般需要 6 ～ 8 週。在醫學上，把這段時間稱為產褥期，一般民間則俗稱「坐月子」。

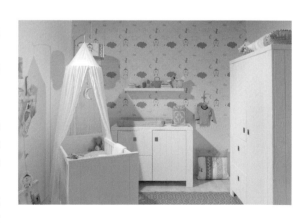

　　中醫對產後病的理論基礎是因孕期時聚血養胎，全身相對氣血不足，又加上產時用力耗氣傷血，如果產程延長，加之分娩時的出血，造成氣血虧損；產婦臨產時用力，骨盆腔、身體毛細孔都張開，以及胎兒胎盤娩出，子宮突然空虛，全身會發生生理性改變，百脈空虛，瘀血易停滯胞宮，造成多虛多瘀的生理狀態，所以需坐月子以調理體質。

　　古人有「彌月為期」、「百日為度」之說，即產後一個月為「小滿月」，三個月為「大滿月」。產婦須於生產第一天起開始坐月子，時間愈久愈好，至少要 30 ～ 40 天才足夠。

　　產婦體質病證病理特點便是虛、瘀、寒。多虛多瘀，易寒易熱，產後調理不當就容易患產後病，諸如：產後腹痛，產後發熱〈感染發熱、血虛發熱〉，產後惡露不絕、產後自汗盜汗、排尿異常、身痛、便秘、缺乳或乳汁自出等。

為什麼坐月子這麼重要

　　一般來說，在足月生產的情況下，媽媽在整個懷孕的過程當中，體重大概會增加 10 ～ 15 公斤左右，但是我還是建議，希望增加的體重可以控制在 10 公斤以內。這是因為在剛生產後，扣除寶寶、胎盤、羊水，這些重量的排除，以及整個生產過程的失血跟體力的消耗，大概只會有 5 公斤的減少，剩下的就是媽媽自身的體重，而殘留在身體上的體重，需要在 4 ～ 6 週的復原，才能恢復到產前的狀態，此時，就會明顯有產後肚的狀況發生。

　　之所以會有明顯的產後肚，除了殘留在身上的體重外，還包括了被寶寶撐大的子宮。如果這時媽媽摸一下肚子，應該可以摸到一塊有點硬、有點圓的東西，那個應該就是還沒有回到原本骨盤腔位置的子宮。而坐月子也就是要幫助產後的子宮，能儘早恢復到產前骨盆腔的位置。

從產前到產後，子宮會出現的 3 種變化

1：重量的變化

　　在沒有懷孕的狀態下，一般子宮的重量大概是 50 ～ 70 公克。隨著孕期的發展，子宮就會慢慢的跟著變重，等到寶寶足月時，子宮的重量都會達到 1000 公克以上。所以怎麼樣在坐月子期間，讓子宮可以從 1000 公克回復到原來 50 ～ 70 公克的重量？在這期間適當的按摩外，還有生化湯的運用，讓子宮的收縮更好，把子宮裡的惡露排除乾淨，都可以幫助子宮回復到原來的重量。

　　在產後一星期左右，子宮的重量大概還有 500 公克，產後二星期，大約是 300 公克左右，所以經過 4 ～ 6 週，子宮就應該要能恢復到孕前的重量。

2：容量的變化

　　在懷孕前，子宮的容量是很小的，大概只有 10 c.c. 左右。為了讓寶寶能在子宮裡有足夠的生長空間，子宮一定會跟著一起增長變肥大，到足月產時，因為每個人的重量及狀態不一樣，所以會增加 5 ～ 20 公升不等的分別。

　　正因為容量有可能增加 500 ～ 1000 倍，所以坐月子時，怎麼讓子宮的容量回到原來 10 c.c. 左右，這也是坐月子時的重要課題之一。

3：位置的變化

孕期初期的 3 個月，子宮的位置是在骨盆腔內，所以，這時還感受不到變化，摸肚子也沒有突出的感覺。但是隨著孕期的變化，大約在懷孕 3 個月時，子宮底部位在恥骨聯合處。孕期 5 個月，子宮底高度約在肚臍位置，這時從外觀，也可以明顯看到隆起的肚子。到了快生產時，子宮的位置，大概在劍突下兩指位置。

所以，產後很重要的課題，就是怎麼讓子宮回復到孕前骨盆腔的位置。所以配合簡單的運動，增加腹部的力量，再加上子宮按摩。

如果配合使用能固定子宮位置、減少傷口拉扯的束腹帶，效果也不錯。但有些媽媽，因為急著想恢復到窈窕身材，會把束腹帶常成減肥工具，死命綁緊。其實這不但是錯誤的方式，更可能因為綁太緊，讓血液循環變差，反而造成子宮、膀胱下垂的風險。

正確的用法是，當想要早點下床起來活動時，可以綁上束腹帶，當躺著或者沒有站立時，就要把束腹帶放鬆，用按摩的方式，讓血液循環增加，如此一來，才能有效幫助子宮回到原來的位置。

什麼是惡露？什麼時候開始喝生化湯？該怎麼喝？要喝多久？

所謂的「惡露」，是在產褥期從陰道排泄出的分泌物。其成分主要是分娩造成的產道傷口的分泌物、胎盤剝離後的血液、細胞組織片和細胞等，基本上不會有惡臭味，會呈現黏稠的狀態，以產後的 2 ～ 4 天量最多。

惡露各個階段的變化可以觀察顏色的轉變而得知。

產後 1 ～ 3 天

惡露顏色呈現鮮紅色，量約 50 ～ 100c.c. 左右，一般來說沒有味道，但因為個人體質的關係，有些會帶有血腥味。

產後 5 ～ 7 天

屬於漿液性的惡露，量約 10 ～ 40c.c. 左右，顏色會由粉紅色轉為呈現棕紅色或褐色。

產後 7 ～ 14 天

惡露顏色呈現乳黃色、棕黃色到白色，量約 1 ～ 10c.c. 左右

產後 3 ～ 6 週

應該不會出現惡露，或是很少量，慢慢轉成透明的黏液，這時就會出現排卵的現象，此時就要注意避孕。

　　如果產後3週仍然有惡露，就是惡露不絕。會出現這個狀況，有可能是因為吃的補方不對，或者是生化湯吃錯，會讓惡露牽延很久，淋漓不斷。

　　組成生化湯的藥物有當歸、川芎、桃仁、黑薑、炙草等，喝生化湯的主要目的在於「生新血、化瘀血」，幫助我們的五臟六腑能回到原來的地方最重要的是，它可以幫助子宮收縮，回到骨盆腔的位置，這是喝生化湯的功效。

　　現在坊間所販售的生化湯，各家配方不盡相同，服用方式更需要視個人狀況而有不同需求，例如是剖腹產？還是自然產？並且要以體質差異做劑量上的調整，所以，建議還是要諮詢過中醫師，針對個人狀況調整劑量並確認使用時機。

　　至於什麼時候開始吃生化湯？該怎麼吃？要吃多久？

　　一般來說，如果是自然產的產婦，生化湯在產後第2～3天開始服用，通常會建議產婦產後如果沒有其他問題，宮縮狀況也很好，每天服用1帖生化湯，約5～7日即可。但有些產婦將此方當作必備補品，而長期服用的結果，反而造成惡露不斷，甚至大出血。這是因為生化湯具有破瘀血、生新血，為活血破血藥，但活血破血藥不能使用過久，一般不可超過10天。

　　若長期大量使用，會影響血小板凝集。所以如果遇到不正常出血、傷口感染、腹痛、腹瀉或是發燒等情況，生化湯的用法就必須請教中醫師，不能服用一般制式的生化湯。

　　剖腹產的媽媽，大約會在醫院住院一星期。如果出院後回到家，還有出現惡露，可能子宮收縮不是那麼好，這時才建議吃生化湯。因為住院期間，西醫的婦產科醫師都會適當的給予子宮收縮的藥，所以通常一個禮拜出院後，若還有子宮收縮不良的狀況，才會給予中醫的生化湯。一般來說，我也不建議剖腹產後超過10天以上還在食用生化湯。

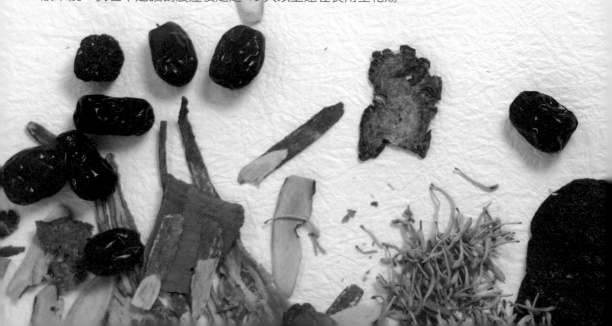

但如果是因為本身體質，氣血比較虛弱，建議可以吃一些比較補氣的食物。例如補中益氣湯、龜鹿二仙膠來收縮子宮跟補血。

坐月子期間的生活原則

坐月子期間，在吃的方面要避免酸味食物，例如酸梅、醋、檸檬等；另外，過鹹的食物也要避免。選擇新鮮食材，要溫熱食用且必須是熟食、不吃隔餐食物，這些都是最基本的。如果傷口有紅腫痛的情況，麻油、酒類、硬殼海產這些食物要禁吃，必須等到傷口復原。

產後約兩周左右，子宮就能恢復到原來的大小。但如果子宮收縮得不好，或子宮裡殘留著部分胎盤或胎膜，恢復的速度就會很慢。這時可服用補血養血及加些補氣的中藥，如當歸、川芎、黃耆、黨參、山藥、茯苓等，能幫助子宮內膜修復，促進產後新陳代謝及幫助子宮恢復機能，調整水分代謝、利水消腫。

產後大概在第 8 ～ 13 天可以開始酌吃麻油料理食物，如麻油炒豬肝、麻油炒腰仔、杜仲腰仔湯等。

此外注意保暖、避免吹風受涼，衣服應厚薄適宜，避免過熱出汗，不碰冷水，四周環境要保持整潔乾淨舒適，可用冷、暖器設備維持室溫的穩定，避免過熱或過冷。

這段時間也要少勞動、減少爬樓梯，避免彎腰或是搬重物、久蹲、屈膝、盤坐。如需哺餵母乳盡量採臥姿，如需坐餵需在腰部墊上大枕頭，讓姿勢舒服。要睡好、多休息，保持心情愉快，讓氣血循環通暢，才不會造成乳汁不通，或肝氣不舒暢而致胸悶脅肋痛或惡露排不淨。

在自我護理方面，要定時排便、注意陰部、肛門清潔，傷口要保持乾燥。剖腹產者要適當使用束腹帶來幫助的傷口癒合，自然產者可適度使用束腹帶可預防子宮下垂、胃下垂、幫助身材恢復，但注意不宜過度緊束。

產後根據狀況不同，調理法也會有所差異

久坐不動的調理法，補氣、補血、補鈣是調理重點

這類型的產婦通常運動量就比較少，坐著會造成筋骨痠痛的問題也相對比較多，所以要特別調整肝，也就是骨骼系統，所以大概會以補氣、補血來調理，加一些補鈣的食物與藥膳為主。比如說，在中藥部分就會以像是六味地黃丸之類的，再加上一些杜仲、八珍再加上一些龜鹿二仙膠，做一些藥膳的調整。

　　同時也鼓勵久坐的產婦能夠早一點下床，不要一直賴在床上。否則有時候會因為活動較少，容易有瘀血的情況，子宮的收縮也比較不好。最容易觀察的，就是惡露的變化，就能瞭解子宮收縮的狀況好不好，有沒有在 2 ～ 3 週內把惡露排除乾淨，當然這期間會適當的使用生化湯來幫忙惡露排除，幫助子宮復原，以及子宮收縮。

　　這樣的產婦希望能少吃寒涼的食物。像是冰冷的飲料或是生冷的食物都要避免。藥膳中的桑寄生、肉桂、清華桂等等，也能促進新陳代謝，幫助血液循環。

產後乳汁不通的調理法，讓乳腺暢通是調理重點

　　在懷孕期間，把乳房的護理做好，是最基本的。如果產後有乳汁不通，泌乳不良狀況，在剛開始服用生化湯的同時，就會搭配可以讓乳汁通暢的藥材，像是王不留行、通草、八珍湯或是四君子湯，讓乳腺能夠通暢，當然如果可以搭配熱敷跟按摩，效果會更好。

　　在藥膳的部分，就會建議喝魚湯或是大骨湯，豆漿、牛奶、花生、豬蹄這類的湯飲也不錯，同時也提醒產婦平日要喝 6 ～ 8 杯的水，來幫助乳汁通暢。

　　等乳腺通暢、順利之後，就會以四君子湯或是八珍湯為主的藥膳，再加上藥效比較強的黃耆、山藥這些補氣、補脾胃的藥，讓泌乳能夠增多，以及同時能調整腸胃的泌乳茶。

　　所謂的泌乳茶就是蓬萊米、圓糯米、奇亞籽、水，以 1：1：2：20 的比例，先用大火煮滾，轉小火煮 20 ～ 30 分鐘，大約可以熬煮出 400cc 的泌乳茶，食用前過篩，並用少許的生甘草調味。

　　對於乳汁少的產婦，一天要分成早、中、晚 3 次，且至少要喝 1000c.c. 的泌乳茶來幫助乳汁分泌通暢、源源不絕。

氣血虛弱的調理法，以十全大補湯、四君子湯之類的藥膳來調理

　　產後元氣大傷是當然的，所以如果本來就屬於手腳容易冰冷、容易疲累、常常頭暈目眩、臉色比較蒼白的女性，尤其在產後容易出現氣血虛弱的現象。在中藥食補上，通常會以十全大補湯、四君子湯之類的藥膳來做調理。

　　在食物上，建議可以多吃魚膠、烏骨雞、黑芝麻、葡萄乾，或者可以吃紅豆、紅棗也是不錯的選擇，而富含植物性蛋白質、胡蘿蔔素、維生素 B 群，還有必需胺基酸、鐵質的南瓜也很推薦，料理成南瓜濃湯，或南瓜羅宋等湯品，對於氣血虛弱的產婦來說也非常適合。

腸胃道、泌尿道、骨骼系統的調理重點

在生產時因為用盡力氣，所以產後腸子的蠕動都會變差，因此常會出現產後便秘或是腹瀉的現象。因此建議產後的飲食方式，以少量多次的方式來進食，以 4～6 餐為宜，以免造成腸胃道的壓力。

其次，在懷孕的末期，寶寶需要很多羊水，以及媽媽的血液有代謝的需求，所以在懷孕的過程中，荷爾蒙的改變，也容易造成水分容易留在身體裡，很多媽媽都水腫得很厲害，所以產後更需要處理泌尿系統，讓殘留在身體接近 9 公升的水分能夠順利代謝。建議以少量多次的方式，一天至少要喝 6～8 杯的水〈約 1500c.c.〉。因為水喝的夠，也可以幫助乳汁分泌更為順暢。

在懷孕的過程中，因為整個骨盆腔結構的改變，會造成腰薦神經的壓迫，所以產後經常出現腰痠背痛的狀況。

所以針對這 3 大系統，建議要增加脂肪的攝取，這對於要餵母乳的媽媽來說，有助於寶寶的成長，首先建議攝取優質的脂肪，其中又以胺基酸含量比一般雞肉還多、在日本被稱為藥雞的「烏骨雞」，做為坐月子的首選藥膳食材會更好。

其次是優質蛋白質。例如雞肉、魚肉、瘦肉、蛋、奶，如果是素食者可以多攝取黃豆製品，或是海帶、藻類等，都是優質蛋白質的來源。

第三就是含鐵量高的食物要多吃。例如，菠菜、紅莧菜、紅鳳菜、葡萄乾、髮菜，或者是豬肝、豬心，這類含有高鐵質的食物。另外，紅肉的含鐵質高也很高，像是鮭魚、鮪魚，這些都建議多吃。還有，也要多攝取鈣質，小魚乾、牛奶、乳酪類、藻類、黑芝麻、豆製品，還有芥蘭菜。

第四，蔬菜、水果要多多攝取。基本上，除了比較生冷的瓜類水果要避免外，葡萄、蘋果、芭樂可以多多攝取，如果有便秘現象，吃點木瓜是沒有關係的。蔬菜類建議要熟食。禁忌的食物，包括生冷、寒涼的食物，還有會妨礙腸胃吸收的烤、炸、辣食物，會影響腸胃蠕動的過酸食物，也是希望產婦要避免。少鹽、少醬油，食物儘量都要熟食。另外，如果媽媽有傷口，尤其是剖腹產的媽媽，在產後兩週，要少吃用麻油、酒烹調的藥膳，這是食補建議。

產後藥補原則

產後媽媽，屬於多虛、多瘀、多寒的體質，所以希望能選擇補氣血，補精氣，調肝腎，暖子宮的一些藥材為基本原則。

補氣血的藥材可以選擇八珍湯，而補精氣則可以選擇四君子的藥材來使用。調肝腎可以用六味地黃丸、濟生腎氣丸來調補肝腎。當歸、枸杞，這些補血的藥材可以暖子宮，另外，肉桂或生薑類來溫暖我們的子宮，也因為這樣，所以如果是比較耗氣、黏膩的食物或藥材，或清熱解毒比較寒涼的，或是抗生素、消炎藥，這類的藥品要少吃，當然，如果在坐月子時有一些感冒或是發炎、發熱，需要用到抗生素的藥物，那就沒有辦法必須使用。

如果沒有特別的情況，像這些寒涼的藥材，坐月子的媽媽是不適合食用這些藥材。另外，要少碰生冷的水，所有要飲用的水最好都是經過煮滾過的，不要是生水。以上是對一般沒有特殊狀況的產婦所做的建議，但如果有特別情況，就必須請教中醫師，或者是有專業的醫師來為你設計適當的月子藥膳調理，專為你特製化做設計，這樣也比較適合，千萬不要隨便聽信別人的建議後反而沒有把身體調理好，就得不償失了。

高齡產婦坐月子的注意事項

一般產婦的產後照顧大約以 30 天為主，但高齡產婦因為生產年齡已經超過 35 歲，整個生理功能都會比較不好，在機能恢復上，都會比年輕女性來得慢。包括整個懷孕的過程中、以及生產時，整個元氣大傷，且高齡產婦在體質上都屬於氣血虛的居多。所以坐月子的時間，建議可以延長到 40 天做到大滿月為止。

另外，很多高齡產婦也會想要親自餵母乳，但高齡產婦有一個特點，就是母乳量不多，所以在懷孕期間一定要確實做到乳房的清潔、護理跟按摩，產後哺乳可多多攝取八珍湯、十全大補湯為主，食物上可以多吃大骨湯、魚湯、花生、豬蹄、豆漿、牛奶等等，都可以幫助乳汁可以充裕一些。

其次，對於筋骨不好的高齡產婦來說，容易出現腰痠背痛、筋骨痠痛的症狀，所以建議多多補充鈣質例如小魚乾、或是硬殼的海產食物，如果是素食的產婦，可以多多補充藻類、豆腐或是豆製品食物。另外，可以提早起來做一些能活動到筋骨的伸展動作，讓筋骨可以恢復。

強化五臟六腑恢復的功能，就要多吃補肝腎的食物或藥物，以六味地黃湯跟八珍湯為主，另外，可以多攝取杜仲、枸杞、桑寄生，龜鹿二仙膠也可以多吃。

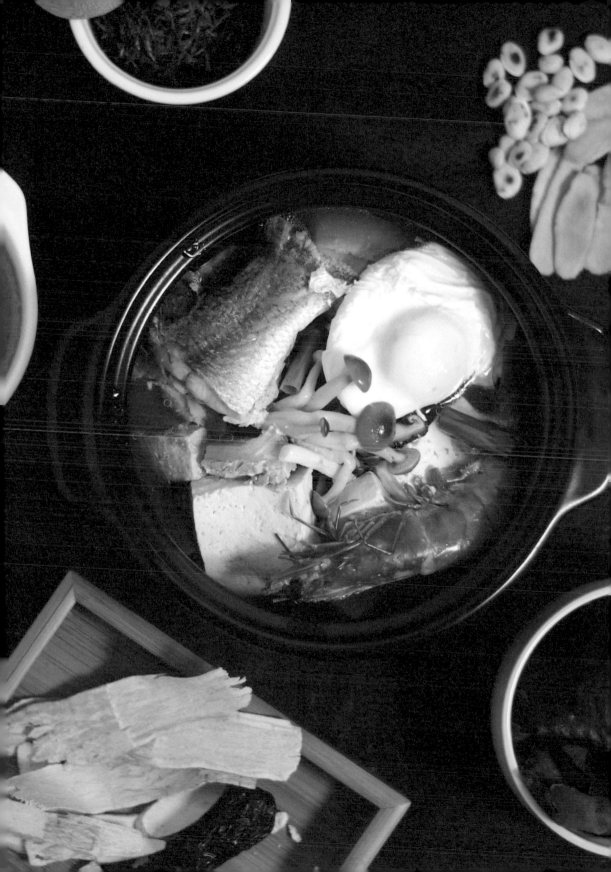

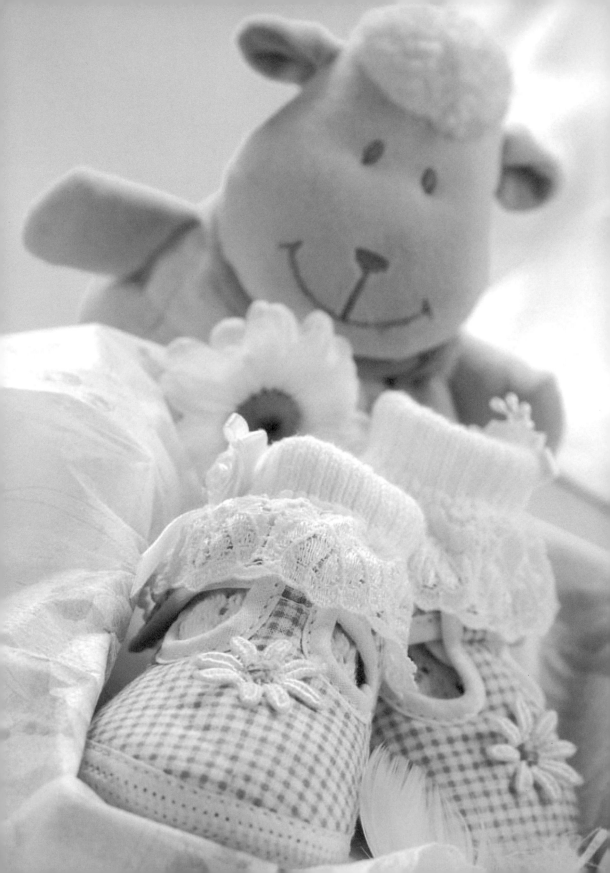

讓她們受惠良多的「高齡懷孕」
「對症療法」助孕實證大公開

導致不孕的理由與症狀何其多，

本章節以不同的臨床治療進行辨證，

利用中藥開始調理，解決女性自身的生理問題。

完整的門診實證筆記大公開，

讓妳一窺究竟，孕氣跟著來！

高齡懷孕實證！
對症調理成功受孕，開心迎接健康寶寶

面對物價高漲、錢越來越薄，生存成本越來越高的現代人，每天要面對生活上種種的壓力，導致越來越晚婚、婦女生產年齡也逐年不斷攀升。

根據統計，台灣女性初次懷孕年齡落在 30 到 39 歲間，占比高達 5 成 4，晚婚遲育已成普遍現象，但從醫學上來說，其實 35 歲以上就算是高齡孕婦了。而隨著年齡增長，年紀越大，想要自然產或人工生殖成功率會越低。

在我的不孕門診中，高齡求診約占 80%，細究原因，高齡、高社會經歷、高學歷、高度壓力等等因素，阻礙了她們想要成為母親的路，求子之路也分外艱辛與折磨！以下與大家分享在我的門診中，比較常見的問題，以及經過對症調理後，順利求子成功的實證案例。

實證 1

調節子宮收縮、幫助子宮復舊，最終自然受孕 / 37 歲 · 嚴小姐

嚴小姐【37 歲 · 業務人員】

高齡、自然流產（未施行人工流產手術）

初　　診：2014 年 9 月

婦　　檢：超音波檢查：胚囊已排出、子宮頸仍些許積血。

病　　史：懷孕 8 周胚胎萎縮自然流產。平時嗜吃冰冷；經期規則，經行腹痛、經色黑夾血塊，平時偶腹抽痛；有鼻過敏史，天冷或晨起頻打噴嚏，鼻癢、鼻塞嚴重、頭暈；腰痠，眠淺且易醒。
　　　　　舌淡紅胖、苔薄白、脈弱滑。

診　　斷：腎陽氣虛

對症調理：溫腎壯陽，調補沖任

腎陽不足，命門火衰，不能化氣行水，寒濕注於胞中，致沖任胞宮虛寒不孕。如《傅青主女科》所說：「寒冰之地，不生草木；重陰之淵，不長魚龍。今胞胎既寒，又何能受孕」。

自然流產後因子宮頸仍些許積血，先給予生化湯協助排出殘餘惡露，促使能「生新血、化瘀血」，調節子宮收縮、幫助子宮復舊、減少宮縮腹痛。續予 2 周中藥藥膳調養。於 2015 年 2 月順利自然受孕，2015 年 10 月順利產下健康女寶寶。

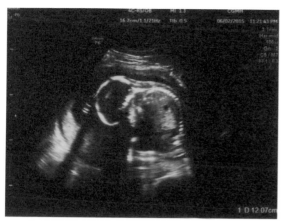

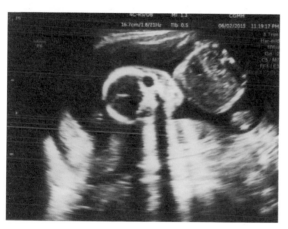

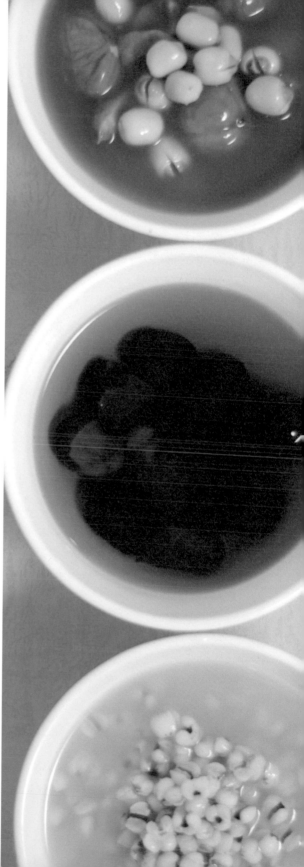

1. 中醫自古就有「10女9寒」之說,而現代女性飲食喜食冰牛奶、冰豆漿或冰咖啡等冰冷的飲料,或為了保持身材只吃生菜沙拉當主食,吃下大量屬性寒涼的蔬果,使女性的子宮寒上加寒,子宮、卵巢提前在35歲走下坡,加速更年期到來,提早衰老及變醜,實在得不償失!

2. 生化湯顧名思義乃「生」新血、「化」舊瘀,主要功能為排除惡露、調節子宮收縮、幫助子宮復舊、減少宮縮腹痛、防止產褥感染,是一帖產後良方,但切忌不可濫用、錯用,須請中醫師診斷後再決定

實證 2

調理脾胃、補益腎精，順利懷孕生下雙胞胎 / 43 歲 · 尤小姐

尤小姐 【43 歲 · 會計人員】

已婚 10 年（前 4 年因工作關係，夫妻未同住，也就是分隔兩地的候鳥夫妻，亦是不孕原因。）

初　　診：2012 年 6 月

婦　　檢：無子宮肌瘤，輸卵管通暢，月經規則，AMH ＜ 2（AMH 指數越高代表卵巢年紀輕，且卵巢功能好，一般認為生育年齡婦女 AMH 最好超過 2.4ng/ml）。

病　　史：AMH ＜ 2 ，101 年曾做試管嬰兒：取卵 4 顆，因卵子品質差、卵泡小、數目少、子宮內膜薄（＜ 6mm）。子宮內膜太薄（少於 8mm 以下）除了不易受孕外，流產及子宮外孕的機會也會相對增加。

近年月經週期漸短、經量日少。經色鮮紅無血塊，無經痛，常腰痠、胸悶。

先生檢查：精蟲數 3000 萬 /cc，活動力＜ 85%

舌淡紅胖、苔薄白、脈弱。

診　　斷：脾腎兩虛

對症調理：調理脾胃、補益腎精。

透過中藥調理，改善性腺功能、加強子宮內膜環境及血液供應、促進排卵、體質有了良性的轉變，就能提升懷孕的機率。

2014 年 4 月計畫再次做試管嬰兒，兩次取卵培養 3 顆品質良好胚胎，2014 年 5 月植入順利懷雙胞胎，2015 年 1 月（36 周）順利產下 2 位女娃娃，這段期間心情的煎熬，比皮肉的痛苦更難受。

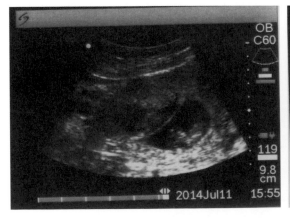
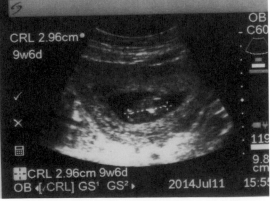

改善卵巢功能、滋陰養血，自然受孕足月生產 / 46 歲 · 鐘小姐

鐘小姐 【46 歲 · 證券業】

晚婚、晚孕（已婚 3 年，計畫懷孕 1 年半。）

初　　診：2014 年 10 月

婦　　檢：子宮卵巢正常，輸卵管：未檢，月經規則 AMH：0.4（AMH 偏低，小於 0.8 表示「嚴重卵巢衰退」）。

病　　史：近年月經週期漸短、經量日少經行 3 天即淨，經行腹痛、腹瀉，懷孕及工作壓力大，常失眠、早醒、眠淺不安穩。

舌紅，脈弦。

診　　斷：肝脾腎三臟皆虛

對症調理：清肝火、調理脾胃、補益腎精

　　平日工作繁忙，缺乏運動，常失眠、早醒、眠淺不安穩，肝的循環有虛火，脾胃的吸收力差；鼓勵病人以慢性持久性的運動、幫助放鬆及減壓，中藥調理腸胃機能，以後天養先天改善卵巢功能，佐以溫養肝腎、滋陰養血，於 2015 年 3 月自然受孕。2015 年 11 月足月產下健康男嬰。

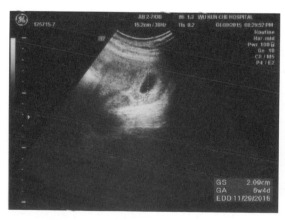
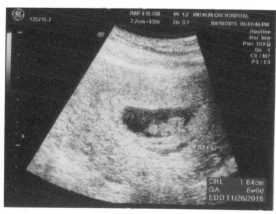

女性若超過 40 歲，卵子品質降低，懷孕率相對降低很多，流產率也提高許多。根據衛福部統計，女性一旦超過 40 歲，懷孕率僅 16%、胎兒活產率也只剩一半、約 8%。中藥調理改善子宮內膜的狀況，可以提高胚胎著床的機會及增加懷孕的機率、降低流產率。

實證 4

藥膳調養溫腎暖宮，順利產下健康女寶寶 / 40 歲 · 方小姐

方小姐【40 歲 · 老師】

晚婚、高齡，2 次流產（施行人工流產手術）

初　診：2014 年 10 月

婦　檢：子宮卵巢正常，輸卵管：正常，染色體、免疫功能、甲狀腺功能均正常（子宮寒冷更嚴重的問題是受孕困難，約 10％不孕症患者，在超音波、卵巢功能及輸卵管攝影、子宮鏡、甚至腹腔鏡檢查後，發現輸卵管兩側通暢，既沒子宮肌瘤，也沒有子宮內膜異位症，丈夫精蟲數量、活動力都正常，但夫妻努力多年仍不孕，這正是「不明原因不孕症」）。

病　史：連續 2 次流產：均自然受孕，於懷孕 10 週，胚胎未發育，施行人工流產手術。近年月經週期漸短、經量日少經行 3 天即淨、經行腹痛，經前腹瀉，易腹脹，大便 2 ～ 3 日 1 次，情緒焦慮，生育壓力大，入眠難，夜頻尿。

舌紅苔薄白、脈弦滑。

診　斷：肝鬱脾腎陽虛

對症調理：調理脾胃、疏肝溫腎暖宮

　　施行人工流產手術後給予 2 周中藥藥膳調養，並建議休養 3 個月後再計劃懷孕。於 2015 年 3 月順利自然受孕，2015 年 11 月順利產下健康女寶寶。

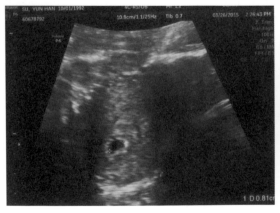 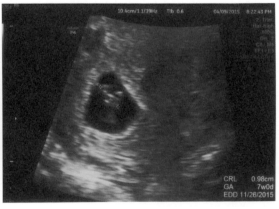

做完刮宮手術後，體內激素迅速降低，易導致內分泌的紊亂，從而影響到月經，術後卵巢可在 22 天內恢復排卵功能，1 個月左右就會有月經來潮。但也有少數女性在術後出現經期延長、週期不穩定、閉經等月經失調現象。可能是刮宮引起了宮腔粘連或是子宮內膜基底受到傷害所致，急切需要適當的中藥調養，以盡早掌握再度懷孕的機會。

益氣養血、滋腎調經，開心迎接健康寶寶 / 37 歲 · 林小姐

林小姐 【37 歲 · 會計人員】

已婚 5 年、未避孕、夫妻同住

初　　診：2013 年 9 月

婦　　檢：卵巢偏小加上右側卵巢水瘤，輸卵管：正常。

病　　史：曾做過 1 次人工授精、1 次試管嬰兒均失敗，多次服用排卵藥及打排卵針均無法順利誘發優質卵泡。

月經先後不定期，經量日少，經行下肢痠，腰痠；基礎體溫呈現：低度無排卵 + 偶高溫期 9 天，反覆失眠、心悸；四肢冰冷。

舌淡紅少苔、脈弦弱。

診　　斷：氣血虛弱

對症調理：益氣養血，滋腎調經

　　素體虛弱，沖任血虛，胞脈胞絡不充，血海空虛，不能攝精成孕，故益氣養血，滋腎調經，以月經週期療法讓經期日漸穩定、高溫期增長，準確抓住排卵期、指導行房，於 2017 年 2 月順利自然受孕。

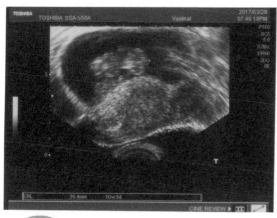 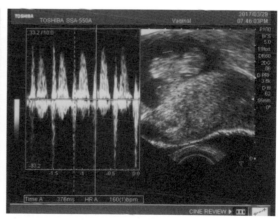

Tips

懷孕後，胎兒在子宮居住長達 10 個月這麼久，這個暫住的家，負責提供健康安全的環境和足夠的營養。且這個家，要在胎兒進駐之前就打造好，因此媽媽擔負重大的責任，維持好心情、攝取健康、營養的飲食，開心迎接健康寶寶。

實證 6

寧心安神、續以月經週期療法，自然受孕 / 37 歲 ‧ 張小姐

張小姐 【37 歲 ‧ 臨床護理師】
計劃懷孕 3 年、未避孕、夫妻未同住。

初　　診：2016 年 6 月

婦　　檢：卵泡偏小， 輸卵管：右側阻塞，泌乳激素：偏高 AMH:2.16

病　　史：甲狀腺亢進病史已服藥 4 年，曾做過 1 次人工授精，2 次試管嬰兒（共取卵 8 顆、授精 5 顆、植入 2 次均未成功著床），工作壓力大、反覆輪值夜班、工作超時導致眠少、眠不安穩。
舌紅、脈弦滑。

先生檢查：精蟲頭部異常及液化時間 > 30 分

診　　斷：肝鬱化火

對症調理：舒肝養血、清肝解鬱

先以行氣理滯、清熱解毒酌以寧心安神、鎮靜神經調整甲狀腺分泌功能，促使卵巢的功能及月經的調節趨於穩定。續以月經週期療法，準確抓住排卵期、建議行房時機，於 2017 年 3 月順利自然受孕，懷孕 20 週時做羊膜穿刺及基因檢測確定為正常健康男寶寶。

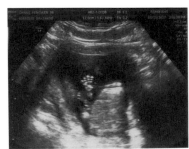 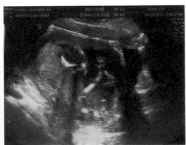 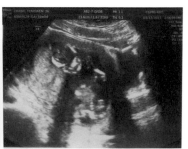

Tips

甲狀腺的主要功能是將碘化物合成甲狀腺激素，甲狀腺激素有促進物質代謝和增進生長發育的功能，對女性卵巢的功能及月經的調節都有一定的影響。甲亢能引起女性月經過少或閉經。月經失調則可影響正常排卵，從而導致不孕。長期處於高壓狀態、勞累和情緒壓抑是重要的誘發因素。甲亢女性即使懷孕也有眾多不利因素和危害。易發生流產、死胎等現象。流產率高達 26%，早產率為 15%。均明顯高於正常婦女。

實證 7

疏肝理氣活血，促使成熟卵泡排出，成功受孕 / 35 歲 ・ 陳小姐

陳小姐 【35 歲 ・ 老師】

計劃懷孕 2 年、 未避孕、 夫妻同住。

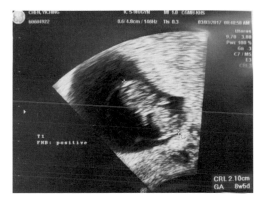

初　　診：2015 年 3 月

婦　　檢：左側卵巢巧克力囊腫 5cm，輸卵管：
　　　　　正常，AMH：3.78，CA-125：29.5

病　　史：右側卵巢巧克力囊腫 7cm（DX：子宮
　　　　　內膜異位症）施行腹腔鏡手術，計劃
　　　　　懷孕時曾服用排卵藥及打排卵針共 4
　　　　　次，均無法順利誘發優質卵泡，2015
　　　　　年 8 月人工授精、2016 年 7 月取卵 5
　　　　　顆、培養 4 顆胚胎（植入 2 顆、凍卵
　　　　　2 顆）均未成功受孕。2017 年 1 月續
　　　　　植入 2 顆胚胎，終於成功受孕。

　　　　　舌淡紅苔薄白、脈弦。

診　　斷：腎虛肝鬱血瘀

治　　療：補腎疏肝，活血調經

　　以溫腎助陽，促進黃體生成，卵子發育；以疏肝理氣活血，促使發育成熟卵泡排出。待生理機能趨於穩定，建議配合西醫婦科施行試管嬰兒助孕成功。

後記：

　　婚育年齡延後且求子艱辛。嘗試自然懷孕卻未有好消息，也服用排卵藥，更積極處理巧克力囊腫導致的不孕，但仍未見起色，轉而求助不孕門診，並進行人工授精及試管嬰兒療程，過程中身心飽受煎熬，鼓起勇氣尋求中藥調養身體，再次試管嬰兒療程，終於順利懷孕。無論現今人工生殖技術日益進步，卵子品質還是取決於女性年齡，33 歲是啟動生育警報的年齡，女性最好在 35 歲前完成第一胎，37 歲前完成第二胎。

對症助孕療法！
透過中藥調理體質，揮別不孕做人成功

　　有人飽受皮肉之苦，就為了求一子；有人多年不孕，差點就想要放棄；有人沒有病因，卻遲遲無法受孕；還有人年紀已大，感覺自己做人成功的機會渺茫……在我的門診中，各式各樣的病人都有，以下與大家分享較常見的問題，以及如何對症調理，求子成功的案例。

實證 1

不必再受皮肉之苦，短短 4 個月，成功懷孕 / 蔡小姐

實證｜蔡小姐

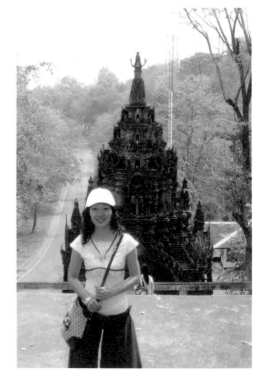

初　　診：2011 年 4 月

成功懷孕：2011 年 8 月

婦　　檢：右側卵巢患有巧克力囊腫，大約 7cm。

月　　經：平常月經量少，常感到頭暈、乏力，伴有腰痠現象。

舌　　脈：舌質淡，苔薄，脈濡細（脈象極軟而浮細）。

病　　史：已結婚 4 年有餘的蔡小姐，在來診前 5 年已經透過腹腔鏡手術切除囊腫，這幾年間曾懷孕 2 次，卻都因早期流產而失敗，這也讓她對生育子女一事感到心灰意冷，不敢再嘗試懷孕。

　　蔡小姐前兩次受孕都是一經診斷確實懷孕後，卻很快就因為出血而早期流產，這是屬於「黃體功能不全」的不孕症，也就是患者黃體不足，致使卵泡發育不良的症狀。

【蔡小姐的基礎體溫表】

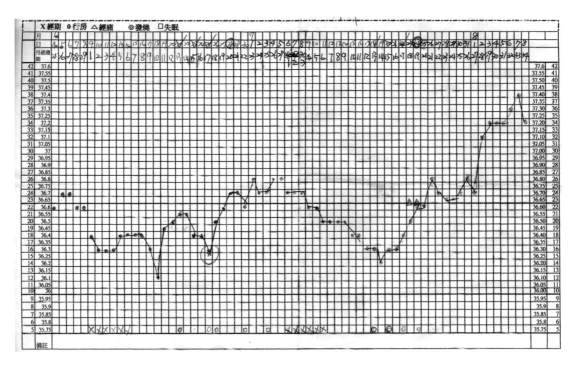

療程：

治療前：右側卵巢患有巧克力囊腫，大約7cm。月經量少，常感到頭暈、乏力、腰痠現象。
對症調理：因肝腎虛虧損，需補益肝腎為先。再以補血藥方滋補健脾。
治療後：四個月的療程中達到胎兒健固的目標，成功懷孕！

後記：

　　蔡小姐平時生理週期就有經量過少的問題，加上流產後嚴重損傷胎元，氣血呈現嚴重不足的狀態；且因肝腎虧損，容易有頭暈腰痠，精神易疲倦的現象。調養重點以「補益肝腎」、「溫腎暖宮」、「健脾益氣」、「補血」為主。

　　初到門診時，她只是抱著姑且一試的心態，我舉了很多過去成功的案例不斷鼓勵她，讓她漸漸產生信心，後來她在孕前的調養上做得非常好，不但按時服藥，生活起居也很正常，的家人也都給予100%的支持與照顧，讓她始終保持愉快的心情，終於在四個月的療程中改善體質，達到胎兒健固的目標，成功懷孕。

Tips **黃醫師的對症療程**

STEP：1. 解決黃體不足的問題
STEP：2. 補益肝腎、溫腎暖宮
STEP：3. 健脾益氣及補血
STEP：4. 鼓勵病患，使她產生信心

實證 2

改善腎氣不足的症狀，控制好糖尿病，順利受孕 / 尤小姐

實證 2 尤小姐

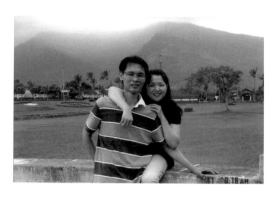

初　　診：2011 年 4 月

成功懷孕：2011 年 8 月

婦　　檢：患有多囊卵巢綜合症。

月　　經：經期不定，往往必須靠打針吃藥催
經，好朋友才能乖乖報到。

舌　　脈：舌淡胖，脈弦弱（脈象直而緊繃，
脈管卻呈現無力現象，乃氣血虛弱
之癥）。

病　　史：這位病患已有 5 年多的糖尿病史，必須服藥來控制血糖，結婚 3 年卻始終不孕，
後來曾多次打排卵針來助孕，卻還是不見成效。經人介紹到門診來時全身有癢疹現
象，且下腹悶脹，乳房亦有刺痛感，對生活造成不小的困擾。

【尤小姐的基礎體溫表】

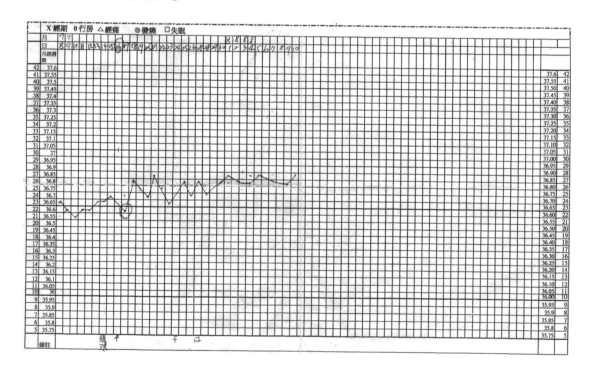

療程：

治療前： 患有多囊卵巢綜合症，經期不定，往往必須靠打針吃藥調理，並有 5 年的糖尿病。

對症調理： 改善腎氣不足的症狀，並著重於「保產護胎」，多吃補氣中藥，來控制血糖值。

治療後： 把糖尿病症控制住，並增強了免疫力，生活規律 4 個月後順利受孕成功！

後記：

　　糖尿病發病的主要原因是由於胰腺中的某些缺陷，造成胰島素分泌不足而引起，這同時也對內分泌系統，尤其是「腦垂體一性腺軸」的功能形成障礙，因此女性患者發生月經紊亂及閉經的機率都較高，婚後也難以受孕。

　　這位患者平日有白帶量多的情形，體型偏肥胖，兼有糖尿病史，在中醫辨證來講為腎氣不足，加上身體水分無法吸收並代謝，因此聚濕成痰，是所謂的痰濕體質，其經絡受到阻滯，而氣血失暢、導致不孕，因此宜採「益腎健脾，化痰調沖」之方做調養。

　　尤小姐在準備懷孕時依然持續服用低劑量的降血糖藥物控制糖尿病情，因此我在調理過程中著重的是「保產護胎」，僅加強補氣藥品，讓她的血糖能獲得較好的控制，接著再以中藥月經週期療法來調配用藥。

　　讓尤小姐感到困擾的癢疹情況，一方面是糖尿病患的末稍循環本來就比較差，加上她缺乏免疫力而產生；而乳房有刺痛感，則是因情志不暢、經常熬夜晚睡，導致肝氣鬱滯的結果，我仍是老話一句：「千萬別超過 11 點就寢，心情放輕鬆！」另外不吃隔餐食物，並請她丟掉罐頭及加工食品，終能在 4 個月後受孕成功。

 黃醫師的對症療程

STEP：1. 改善痰濕體質，並先調整生活作息

STEP：2. 再調理氣血問題，益腎健脾，化痰調沖

STEP：3. 加強補氣中藥，來控制血糖

STEP：4. 建議多運動，來改善末稍的血液循環

實證 3

透過疏肝理氣、改善血液循環的方式，三年之中 2 次做人成功 / 林小姐

實證 2 林小姐

初　　診：2008 年 9 月

成功懷孕：2009 年 3 月

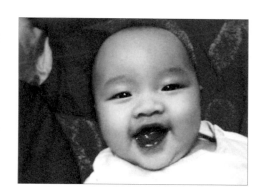

婦　　檢：子宮內膜異位症病史多年，合併甲狀腺亢進。

月　　經：長期經痛，需服止痛藥始能緩解。

舌　　脈：舌紅，脈弦細。

病　　史：林小姐的甲亢症狀反覆發作，睡眠狀況非常不好。三年前曾做人工受孕卻失敗；2009 年 3 月經中藥調理成功受孕，且順利生產；至 2011 年 4 月再次計劃懷孕，續遵行中藥月經週期調理法，到 8 月分又傳出好消息。

【林小姐的基礎體溫表】

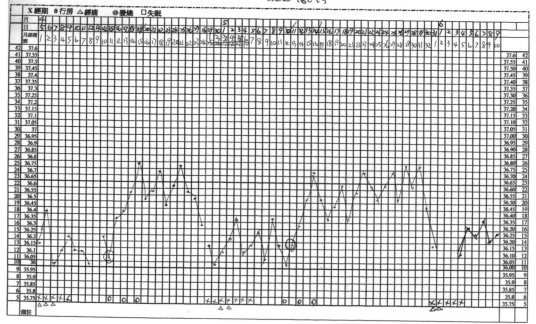

療程：

治療前：子宮內膜異位症病史多年，合併甲狀腺亢進。長期經痛，需服止痛藥始能緩解。

對症調理：調降甲狀腺亢進藥物，再改善荷爾蒙失調症，並疏肝通氣，使血流循環良好。

治療後：三年之中 2 次做人成功，看到她滿足的神情，真令人深深感到「有子萬事足」哪！

後記：

　　猶記得三年前林小姐剛走進診間時，我就發現她有手抖、眼球較突出的情況，身形也很瘦弱，這是患有甲狀腺亢進者的明顯特徵。問診後她也表示常午後發熱，且因荷爾蒙失調讓她臉上長了大大小小的粉刺，身體的種種不適加上年近四十卻還無法懷孕，身心飽受煎熬。

　　這一類的甲亢患者，觀察她們的基礎體溫表，常可見到了黃體期，體溫就會高高低低、起伏不定，顯示其排卵異常，因此懷孕不易。即便受孕，妊娠中也較易發生流產、死胎或早產等現象；過度服用甲亢藥物，也會抑制胎兒的甲狀腺功能，

　　因此，我建議女病患應先改善甲狀腺亢進症狀，或調降甲亢藥物劑量，再準備懷孕會比較理想。

　　而林小姐同時又罹患子宮內膜異位症，在調理上看似又多了另一項複雜的因素，所幸其子宮內膜異位症狀不是很嚴重，像這樣我反而會鼓勵應該要積極懷孕。透過受孕，月經次數減少，子宮內膜不受卵巢機能一再的影響與刺激，能夠好好休息 10 個月，對患有輕微子宮內膜異位症的女性，反倒是一個獲得改善的好機會。因此我採用「疏肝理氣」、「活血散結」、「清熱通絡」的方式，林小姐也全力配合醫囑努力，三年之中 2 次做人成功，看到她滿足的神情，真是令人深感「有子萬事足」哪！

　　Tips　黃醫師的對症療程

STEP：1. 調降甲亢藥物
STEP：2. 鼓勵懷孕，給予信心
STEP：3. 疏肝理氣，以中藥調理
STEP：4. 活血散結，改善血液循環
STEP：5. 清熱通絡，建議配合穴位按壓

實證 4

經過補氣補腎、通經絡，搭配生理週期調養，成功生子 / 吳小姐

實證 2 吳小姐

初　　診：2008 年 9 月

成功懷孕：2010 年 3 月

婦　　檢：雙側巧克力囊腫於 2006 年 6 月已手術切除。2008 年 12 月複診發現右側輸卵管有阻塞。

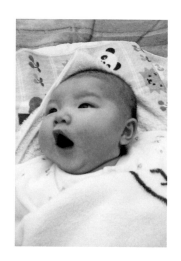

月　　經：長期反覆經痛。

舌　　脈：舌淡紅，脈弦滑（脈如琴弦端直而長，且圓滑有如滾珠）。

病　　史：吳小姐自結婚以來就很積極的準備懷孕，在兩年多前嘗試做試管嬰兒卻失敗。同時她也為長久以來的痔瘡所苦，平素伴有眩暈、下腹悶脹感，且經常腹脹、排出惡臭屁氣等症狀，睡眠亦淺。

【吳小姐的基礎體溫表】

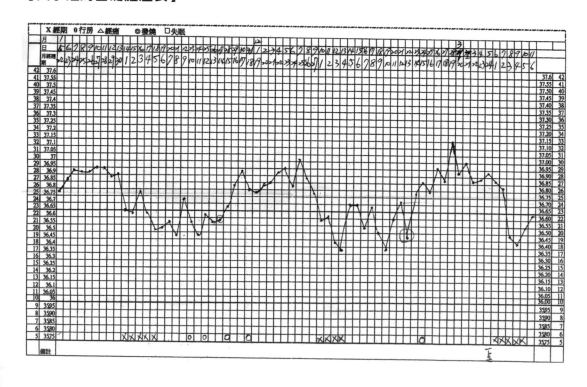

療程：

治療前： 雙側巧克力囊腫右側，輸卵管有阻塞現象。長痔，伴有眩暈、下腹悶脹感狀，睡眠亦淺。

對症調理： 以調氣補腎為先，再改善血流緩慢的問題，通經絡，並解決輸卵管阻塞。

治療後： 雖然居住於外縣市，但勤奮來看診，2010 年成功懷孕，近期又懷第二胎！

後記：

　　吳小姐和先生非常喜愛孩子，經常自告奮勇、幫忙照顧兄長的小孩，而且視如己出，可是自己卻遲遲無法順利受孕，進出醫院不少回，也試了很多方法，只要有一丁點機會，她們夫妻都願意付出，後來在朋友的介紹下踏進診所裡來。

　　輸卵管阻塞是女性不孕最常見的原因之一，輸卵管就像精子和卵子的鵲橋一般，一旦中間有阻礙，兩方便無法會面、結合，受精卵無法輸送到子宮腔裡，有時還會引發粘連、積水等狀況，如此形成受孕上的障礙。值得慶幸的是，此個案僅一側輸卵管阻塞，仍可藉助中藥調理自然受孕，要是兩側輸卵管均阻塞的話，就必須做試管寶寶了。

　　經辨證後，發現她腎虛精虧，血流緩慢而有瘀阻，加上雙側巧克力囊腫手術切除後，氣血極度損傷，因此需以「補腎」、「祛瘀」、「通絡」等方藥搭配生理週期調養。而吳小姐的求醫態度實在是一個很好的典範，雖然居住在外縣市，卻是我門診裡每週六掛號排第 1 名的患者，因此 2010 年已成功懷孕生子，近期又懷了第二胎，可說是精誠所至，金石為開的最佳代表。

　　Tips **黃醫師的對症療程**

> STEP：1. 安定神經，改善睡眠問題
> STEP：2. 建議記錄體溫，改善生理週期
> STEP：3. 調氣補腎
> STEP：4. 祛瘀，並使血流速度改善
> STEP：5. 通經絡、並解決輸卵管問題

補腎健脾、活血養血，拒絕冰冷食物，順利懷孕 / 黃小姐

實證 5 黃小姐

初　　診：2011 年 6 月

成功懷孕：2011 年 8 月

婦　　檢：無異常

月　　經：長期經痛，經量少，腹瀉、腰痠。

舌　　脈：舌淡紅，脈弦滑。

病　　史：這位病患結婚 3 年多卻仍無受孕跡象，掛了西醫門診在婦科檢查上並沒有任何異狀，而先生也很正常，這讓他們夫妻倆百思不解了好久，同樣在別人的介紹之下來向我諮詢。

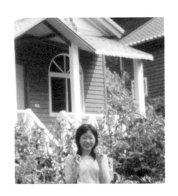

【黃小姐的基礎體溫表】

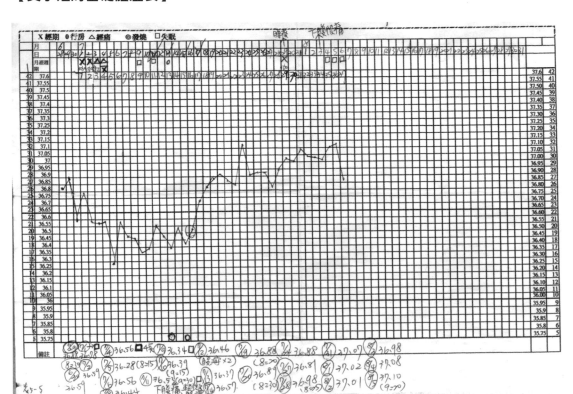

療程：

治療前：生理機能無異常，但對止痛藥過敏，有氣喘病史，常頭暈，睡眠品質也非常差。

對症調理：解決不孕症的問題以補腎健脾，並活化血液。

治療後：配合不吃冰冷食物及飲料，及記錄體溫的改變，最終受孕成功！

後記：

　　經問診後發現，黃小姐對止痛藥過敏，還有氣喘病史，平日常感頭暈、頭痛，睡眠品質非常差，睡眠極淺且多夢，雖然沒有婦科方面的病症，卻有其它大大小小的毛病，可以說是免疫系統在對她提出抗議了，也因為體質失調的關係使她不易受孕。

　　一般狀況下，要是準備受孕前有氣喘反覆發作現象，需先將氣喘處理妥當，第二步才是解決不孕的問題。非常幸運的是，此案例在調理不孕症時並未發作氣喘，故未服用相關藥物，在治療上也就少了一項變因。

　　長久以來的經痛，顯示黃小姐瘀血內滯，且腎氣不足致使精血不足，衝、任兩脈虛損，子宮能否正常行經及孕育寶寶取決於此兩脈的盛衰。若是腎臟機能正常，衝脈與任脈旺盛、通暢，女性就能正常來經且受孕，所以在治療上，宜採「補腎健脾」、「活血養血」的方藥；又因為患者有氣喘史，適當地加入補氣藥材，例如黃耆、黨參、茯苓、紅棗、白朮、冬蟲夏草等將有利於改善，同時也可幫助黃體期（高溫期）體溫更穩定。此外，我也再三耳提面命要她千萬別碰冰冷食物與飲料，經期盡量以乾洗頭方式清潔頭皮。

　　短短兩個月，黃小姐就有喜訊，困擾她許久的謎題終於解開，如今她逢人便宣揚調好體質的重要性呢！

 黃醫師的對症療程

STEP：1. 補腎健脾
STEP：2. 活血養血
STEP：3. 補氣藥材：黃耆、黨參、茯苓、紅棗、白朮、冬蟲夏草等

實證6

補腎健脾、活血養血，拒絕冰冷食物，順利懷孕／陳小姐

實證 6 陳小姐

初　　診：2010 年 12 月

成功懷孕：2011 年 7 月

婦　　檢：一側卵巢巧克力囊腫；經子宮抹片
　　　　檢查呈現子宮頸糜爛發炎症狀；超
　　　　音波亦顯示子宮內壁過薄。

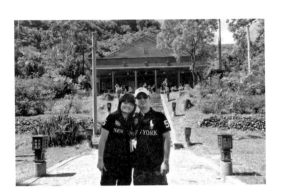

舌　　脈：舌淡白，脈弦滑（脈如琴弦端直而長，
　　　　且圓滑有如滾珠）。

月　　經：長期經痛，經量少，腹瀉、腰痠。

病　　史：患者因患有巧克力囊腫，在 2010 年
　　　　5 月已進行腹腔鏡手術切除；平時因
　　　　為工作忙碌，壓力大且生活作息不
　　　　正常、經常熬夜，身體機能出現失調狀態。

【黃小姐的基礎體溫表】

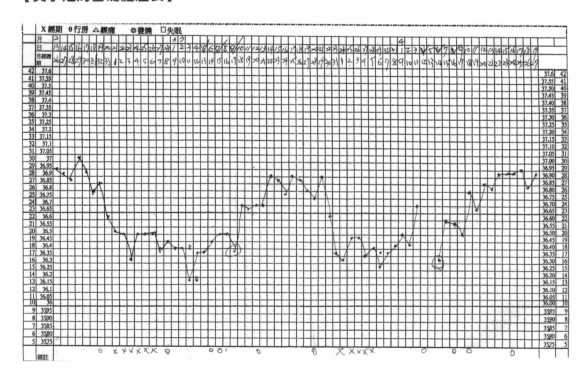

療程：

治療前：卵巢巧克力囊腫，子宮頸糜爛發炎症狀。超音波小顯示子宮內壁過薄。

對症調理：體內的溫熱之氣下注至腎或膀胱，以清利濕熱來調理，並活化血液。

治療後：排除子宮頸惡性病變的可能性，並向油炸、辛辣、燥熱食物說 NO，7 個月後做人成功。

後記：

　　「子宮頸糜爛」乍聽之下，讓很多女病患產生一種很可怕的印象，其實它是慢性子宮頸發炎症狀中，極為常見的局部病理變化。說是糜爛，其實是子宮頸有紅腫、粗糙的現象。

　　正常情況下，健康女性的子宮頸看起來應該是平滑的粉紅色，一旦發炎後，子宮頸表面的鱗狀皮膚會脫落，導致子宮頸內管的柱狀上皮外翻，於是就能清楚見到下方的血管，而呈現出紅腫且凹凸不平的樣了。在排除子宮頸惡性病變的可能性後，大部分的女性只要以藥物治療就能痊癒。

　　此例中的患者表示她有白帶過多且呈豆腐渣狀、味亦腥臭，外陰搔癢等困擾，就是因為子宮頸糜爛發炎的關係。而且她婚後多年未曾受孕，這在中醫來說是所謂的「濕熱下注」，也就是體內的濕熱之氣下注至腎或膀胱等，要先以「清利濕熱」的方式幫助調整體質，因此我先就其子宮頸發炎症狀進行治療，並請她務必向油炸、辛辣、燥熱食物說 NO，大約一個多月的時間就有明顯的改善。

　　此外，陳小姐還有黃體功能不全，內膜增生不足而有子宮壁過薄的問題，導致受精卵著床不易，我在「活血調經」的大原則下配合其體質做月經週期療法，終於皇天不負苦心人，調養七個月後，她也歡歡喜喜的要準備當媽咪了！

 黃醫師的對症療程

STEP：1. 改善子宮頸惡性病變
STEP：2. 清除、調理體內的濕熱問題
STEP：3. 活血調經，改變生理期

實證 7

補腎健脾、活血養血，拒絕冰冷食物，順利懷孕 / 吳小姐

實證 7 吳小姐

初　　診：2010 年 12 月

成功懷孕：2011 年 9 月

婦　　檢：患有多囊卵巢綜合症。

月　　經：經量少，伴有腹瀉、腰痠症狀。

舌　　脈：舌淡白，脈弦滑（脈如琴弦端直而長，且圓滑有如滾珠）。

病　　史：已婚多年，2010年底在懷孕12週後，發現胎心停止因而施行刮宮手術，每次月經來時總是滴滴答答呈點滴出血狀。

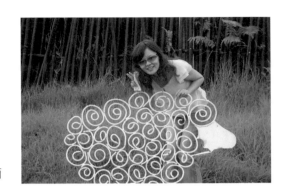

【吳小姐的基礎體溫表】

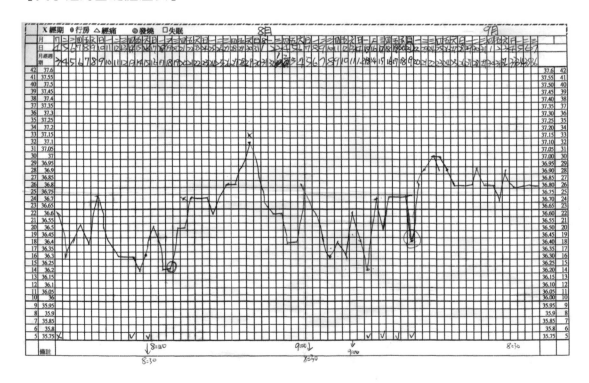

療程：

治療前：患有多囊卵巢綜合症，月經量少，伴有腹瀉、腰痠等症。

對症調理：活血調經，並且補腎滋陰，先修復子宮，才有機會懷孕。

治療後：子宮內膜受到機械性損傷，等待 3 個月以上的時間做好子宮的修復再懷孕，最終順利有喜。

後記：

　　吳小姐表示她從少女時期初經來後，就一直有生理期不按時報到的症狀，經我詳細問診後，發現她是中醫所說的「月經後期」。一般說來，健康的女性每個月大姨媽都會來拜訪一次，從這個月的第一天來，到下個月再來的第一天的這段期間，稱為「月經週期」。此一週期長短因人而異，即使是同一個人，也會因為受到身體或心理的影響而有週期提會惡化成閉經（月經再也不來）。

　　案例中的吳小姐因為月經失調，排卵日很難抓，且她先前進行過刮宮手術，雖然在手術後馬上來到門診準備再次受孕，但我建議這一類子宮內膜受到機械性損傷的病患，最好耐心等待 3 個月以上的時間做好子宮的修復再懷孕，才不會造成習慣性流產。

Tips 黃醫師的對症療程

STEP：1. 等待子宮修復，鼓勵正向思考
STEP：2. 測量基礎體溫
STEP：3. 調經，活血通絡
STEP：4. 補虛養血，補腎滋陰
STEP：5. 溫補腎陽，依生理期做改變
STEP：6. 掌握「陽」與「氣」的相合

實證8

改善血流緩慢問題，補腎活血，喜獲千金 / 黃小姐

實證 8 黃小姐

初　　診：2007 年 11 月

成功懷孕：2010 年 1 月

婦　　檢：子宮肌瘤大於 4cm，還有合併子宮肌腺瘤。

月　　經：月經週期不規則多年，長期經痛。

舌　　脈：舌淡紅，脈弦（脈象緊繃如琴弦）。

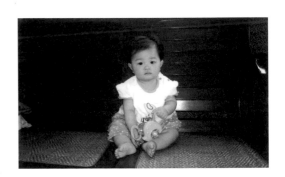

病　　史：結婚多年都未曾受孕的黃小姐，已
　　　　　經是高齡產婦了，平日容易頭暈、
　　　　　頭痛，且有便秘痼疾，尤其患有子
　　　　　宮肌瘤、生理週期又十分紊亂，在
　　　　　受孕上實屬不易，因此她對懷孕一
　　　　　事也是抱著戰戰兢兢的心情。但特
　　　　　別的是，她不願透過手術治療，堅
　　　　　持以中藥調理。

【黃小姐的基礎體溫表】

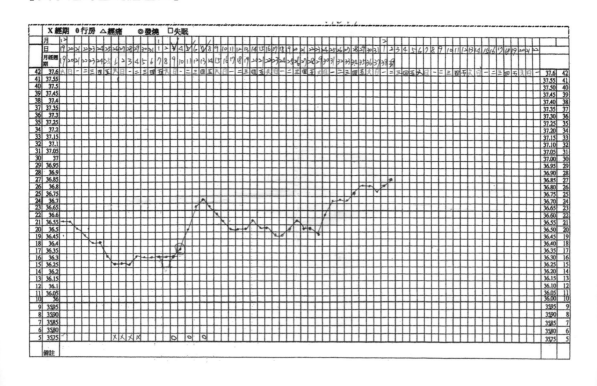

療程：

治療前： 子宮肌瘤大於 4cm，合併有子宮肌腺瘤。為高齡產婦，平日易頭暈、生理期紊亂。
對症調理： 解決血流緩慢問題，補腎補氣，並且要完整記錄體溫變化。
治療後： 最終她喜獲寶貝千金，坐月子時還有充沛的奶水供應給寶寶呢！

後記：

　　黃小姐同時患有「子宮肌瘤」與子宮內膜異位的姊妹品「子宮肌腺瘤」，這兩者都是影響受孕的原因，有時還會有習慣性流產的問題。其實只要透過檢查，提早發現症狀並積極治療，就不會為長期經期不適與不孕大傷腦筋了。

　　通常要是子宮肌瘤大於 5cm 且經過調理 3 個月仍未受孕的話，我會建議先採手術切除，再繼續以中藥調養，像黃小姐這樣小於 5cm 的肌瘤暫時不想以手術處置，其實透過月經週期調理法也是相當可行的。

　　子宮內膜異位患者，從中醫辨證上分析是因為血流緩慢導致瘀血阻滯，當瘀阻日久，腎氣便會受損；且黃小姐的黃體期體溫不穩定、黃體期偏短，說明也是黃體功能不全之不孕一族。所以在用藥上以「補腎活血」、「化瘀通經」為主。

　　此個案已屬高齡懷孕，並有婦科疾病，因此在調埋上要花較長的時間。

　　不過她非常認真的配合，看診從不缺席且詳實記錄基礎體溫，把握我所勾選的排卵時間準時進行房事。孕前孕後體質調養 OK，不但讓她喜獲寶貝千金，坐月子時還有充沛的奶水供應給寶寶呢！

　　Tips 黃醫師的對症療程

STEP：1. 告知調理要有信心及耐心
STEP：2. 叮嚀量基礎體溫
STEP：3. 改善血流緩慢問題
STEP：4. 補腎並活化血液
STEP：5. 化解血瘀症狀及通經

男性 10 大助孕好食物

排行榜	名　稱	助孕功效
TOP 1 海參		海參是極優的高蛋白低脂食材，有增加免疫、提高學習記憶能力、抗衰老、抗腫瘤、抗病毒、鎮痛、止血等多種作用。具有補腎、益精、壯陽，滋陰補血、潤燥，對女性調經、安胎亦有良效。
TOP 2 韭菜		韭菜素有起陽草之稱，這是因為它含有較多的鋅元素，能溫補肝腎。但韭菜並非吃越多越好，在盛產韭菜的春季食用，有益於肝。具有溫中、行氣、散瘀、活血、解毒、補虛益陽。
TOP 3 番茄		番茄又名西紅柿，被稱為蔬菜中的水果，是極佳的抗老、防癌好食物。其所含有的茄紅素經過烹煮或加工後，人體反而更易吸收。中年男性多吃還能預防、治療攝護腺肥大的問題。能生津止渴，健胃消食，清熱消暑，補腎利尿。
TOP 4 蝦		蝦的含鈣量豐富，孕婦、老年人、小孩常吃，可防止缺鈣而導致的抽搐等症狀。蝦的營養價值高，其含蛋白質比豬瘦肉高 20%，維生素 A 含量比豬肉高 40%，還含有豐富維生素 E 以及碘。具有補腎壯陽，通乳，托毒（促進毒瘡、潰瘍毒素排出）等功效。
TOP 5 核桃	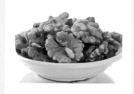	古人將核桃仁用作補腎健腦的食品，藥用價值極高。核桃仁具有的特殊脂肪和較多碳水化合物，均為大腦組織及身體代謝所需的重要物質，對保護男性的前列腺有良好的效果。具有補腎固精，溫肺定喘，消石（尿道結石、腎結石等經尿道排出）、利尿，潤腸通便等功效。

排行榜	名　稱	助孕功效
TOP 6 枸杞		中醫認為枸杞能「堅筋骨、輕身不老」，由此可見其滋補與抗衰老的效果。 溫補身體功效佳，若有感冒發燒、身體發炎症狀或腹瀉的人最好先別食用。
TOP 7 南瓜子		南瓜子營養豐富，含有大量的鋅元素。能改善性機能，激發性潛能。不過因為與其他堅果類一樣，有熱量較高的特色，食用時，一天一大匙就已經很足夠了。具有補中益氣、助腎固精、驅蛔蟲，以及防止前列腺炎和前列腺增生的效果。
TOP 8 芡實		固腎養精的功能明顯，故可入藥，與豬瘦肉一起燉煮，有健脾益氣功效，對小孩或長者來說也是很好的膳食。不過因有較強的收斂作用，所以不宜多吃，否則容易出現消化不易的情況，反而有損脾胃。
TOP 9 蛤蜊		含有豐富的鐵、磷、鈣、優質蛋白質、醣類等多種維生素，其中的鋅元素及多種氨基酸對預防前列腺炎具有功效。男性常食蛤蜊可提高性功能及精子的質量。具有強肝解毒，補腎、澀精（治療遺精、早洩）的功效。
TOP 10 白菜		白菜中所含豐富的維生素 C，有助於提高人體免疫力，也是極好的抗癌蔬菜。 此外，白菜中心的鋅含量十分豐富，有增強男性精子活力的作用，對前列腺有良好的效果。

附錄 2

女性 10 大助孕好食物

排行榜	名　稱	助孕功效
TOP 1 牛肉		牛肉營養價值很高，向來即為滋補強壯之品，若是選用黃牛肉則對女性補氣血有卓著效果。具有補脾胃，益氣血，強筋骨、對於脾胃虛弱，消化功能欠佳，久病者有不錯的滋補效果。
TOP 2 黃豆		黃豆營養十分豐富，有「植物肉」之稱，含多種人體必需氨基酸，其所含的營養成分，對男女老幼都非常有益。其所含之異黃酮可有效調節女性荷爾蒙分泌，不管是哪一個年齡層的女性攝取，都有很好的保健效果。具健脾寬中、潤燥利水及除濕解毒的功效。
TOP 3 櫻桃		含鐵量居水果之冠，是女性朋友最佳的補血好物，想多滋潤皮膚、預防貧血者可把握盛產季節適量攝食。具有補中益氣、袪風濕，以及病後體虛、脾胃失調、風濕引起的腰腿疼痛有不錯的效果。
TOP 4 葡萄		葡萄含大量果酸，能幫助消化；對神經衰弱和過度疲勞者，亦有一定的補益作用。 葡萄製成果乾後，整顆葡萄連籽與皮的營養完全被保留住，是兒童、婦女及體弱貧血者的滋補佳品。具有滋陰生津、補益氣血、強筋骨，以及肝腎陰虛，腰腿容易痠軟，肺虛咳嗽，小便不順，淋病，浮腫等症狀，有緩解效果。
TOP 5 黑豆		黑豆是很好的補腎養生食物，可緩解頻尿、女性白帶異常症狀。含有豐富的維生素B及E群，可潤澤肌膚、對抗氧化。對前列腺有良好的效果。具有補腎滋陰，補血活血，除濕利水，袪風解毒的功效。對於腎虛消渴、不孕不育、耳聾，盜汗、自汗；血虛，頭昏目暗，水腫，黃疸，筋攣骨痛，癰腫瘡毒等都有不錯的治療效果。

排行榜	名　稱	助孕功效
TOP 6 羊肉	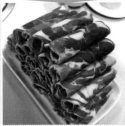	羊肉可燉、煮、煨湯、涮食，被認為是暖身養體的食品，冬季食用可抵禦寒冷。正因為羊肉性溫，暑熱天候不宜多量食用。具有補虛益氣、溫胃助陽的功效。對於陽痿，早洩，月經失調，不孕冷感，久病體虛、產後體弱，胃寒腹痛，氣血虧損或陽氣不足而畏寒怕冷、頻尿夜尿等等有療效。
TOP 7 黑木耳		現代研究表明，黑木耳能減低血液凝集，防止冠心病，有抗癌作用。是女性用來補充鈣及鐵質的優質來源，其低熱量及富含膠質的特點，更是絕佳的天然保養品。具有益氣健脾、利尿消腫、消熱解毒等功效。具有補氣、生血、益智效果，對於貧血、久病體虛、腰腿酸軟，肢體麻木有治療效果。
TOP 8 鮭魚		鮭魚肉嫩清香，盡量以可保留較多營養的方式來烹調。對於食慾不振、消化不良、乳少、子宮頸脫垂、慢性腎炎引起的水腫不適，有不錯的療效。
TOP 9 蘆筍		蘆筍所含的葉酸成分極為豐富，亦可補充女性所需要的鐵質，對促進免疫功能、抗氧化、抗疲勞、降血脂、降壓有不錯的效用。有健脾益氣，滋陰潤燥，生津解渴，抗癌解毒的功效。對於食慾不振、急慢性肝炎，動脈粥樣硬化、神經痛、濕疹、皮膚炎等症狀也有緩解效果。
TOP 10 蓮子	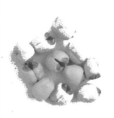	蓮子寶貴的滋養功效是大家所公認的，其增強免疫、抗衰老的作用極佳。蓮子芯雖帶有苦味，但清熱、強心、鎮靜的效果尤其顯著，因此常用以入藥，對於治療前列腺疾病有良好的效果。另外如果有脾虛泄瀉（因脾氣虛引起的大便稀薄併腹瀉症狀）、失眠、心悸不安、遺精、女子帶下（白帶量增多，且顏色、氣味異常）、崩漏（不規則的陰道出血）等等症狀，也有療效。

醫師精選！
8款助孕按摩精油

編 號	名 稱	助孕功效
01	甜 橙 ▶▶	1. 可預防感冒，對身體組織的生長與修護有良好的功效，還能夠促進發汗，可幫助阻塞的皮膚排出毒素。 2. 具備幫助消化系統通暢的藥草屬性，可以用它來對付便秘。 3. 可鎮靜神經，減少緊張及壓力所造成的不舒服，進而改善失眠。 4. 對皮膚具有保濕效果，還可平衡酸鹼值、消炎抗菌，對容易長青春痘的油性皮膚很好。 ★**搭配精油**：薰衣草、安息香、茉莉、玫瑰。
02	伊蘭伊蘭 ▶▶	1. 抗沮喪和催情的特性，用在性冷感和性無能者具有正面效用。 2. 適合在容易興奮的情況下使用，可調節腎上腺素的分泌，放鬆神經系統，使人感到歡愉。 ★**搭配精油**：橙花、檀香、薰衣草、茉莉。
03	德國 洋甘菊 ▶▶	有安撫作用，失眠、緊張以及憂鬱不安，可以紓解焦慮，讓人感到寧靜安心。 ★**搭配精油**：快樂鼠尾草、茴香、橙花、肉桂、薰衣草。
04	檀 香 ▶▶	1. 對生殖泌尿系統助益頗大，可改善膀胱炎，用來按摩腎臟部位，具清血抗炎之效。 2. 具催情特性，有助解決房事方面的困擾，如性冷感和性無能；其抗痙攣和補強的功效，能帶來放鬆和幸福的感覺。 3. 可改善經性行為傳染的疾病，對性器官有淨化功能，可促進陰道的分泌作用。 ★**搭配精油**：安息香、薰衣草、玫瑰、甜橙、乳香、伊蘭伊蘭。

編　號	名　稱	助孕功效

05　廣藿香 ▶▶

1. 它非常適合用於治療痤瘡、皮膚裂傷、某些種類的濕疹、香港腳等黴菌感染，也可改善皮膚過敏和頭皮屑。
2. 在心靈方面，它可以治療各類的憂鬱、焦慮和壓力，讓心情穩定，消除嗜睡的症狀。
3. 如果有在進行減肥計畫，可以控制腹瀉的狀態，還有明顯的利尿功能，對水分滯留和蜂窩性組織炎非常有幫助。
4. 可以明顯除臭，平衡過多的排汗量，可解除悶熱煩躁的感覺。
★**搭配精油**：乳香、甜橙、檀香。

06　薰衣草 ▶▶

安撫激動情緒、改善失眠、偏頭痛以及緊張恐慌，其他神經性的精神問題，如歇斯底里、顫抖、抽搐，甚至輕微癲癇都有效。
★**搭配精油**：洋甘菊、肉桂、快樂鼠尾草、廣藿香。

07　玫瑰 ▶▶

1. 是不錯的荷爾蒙補充劑，解除經前緊張，促進陰道分泌，調節月經週期。
2. 對不孕症有益，男性也有幫助，因為它能增進精子數量。
3. 對性方面的困難也有幫助，尤其針對性冷感與性無能者。
★**搭配精油**：洋甘菊、荳蔻、肉桂、快樂鼠尾草、乳香、茉莉、橙花、檀香。

08　綠薄荷 ▶▶

1. 可以激勵疲憊的心靈，也有助於消化方面的問題，例如嘔吐、脹氣、便秘與腹瀉。
2. 穿透力強，會刺激眼睛和敏感的皮膚，使用時要避開此類部位，另外，它含有大量酮類成分，孕婦、嬰幼兒、癲癇患以及氣喘病患一律禁止使用。
3. 提振醒腦，在頭痛的時候，以稀釋的薄荷精油塗抹於太陽穴，可達到止痛及振奮的效果。
★**搭配精油**：肉桂、快樂鼠尾草、檀香、香茅、甜橙

台灣廣廈 國際出版集團
Taiwan Mansion International Group

國家圖書館出版品預行編目（CIP）資料

好孕湯療：國寶女中醫的3階段助孕法，幫你調整體質、
對症治療,告別不孕! / 黃蘭媄 著. -- 新北市；台灣廣廈,
2018.10
　面；　公分
　ISBN 978-986-130-400-7(平裝)
　1. 不孕症 2. 藥膳

413.61　　　　　　　　　　　　　　　　　107010333

好孕湯療

國寶女中醫的**3**階段助孕法，幫你調整體質、對症根治，告別不孕！

作　　者／黃蘭媄	編輯中心編輯長／張秀環・文字校正／周宜珊
	責任編輯／張秀環・食譜攝影／Allenken
	封面設計／林嘉瑜・內頁排版／亞樂設計有限公司
	製版・印刷・裝訂／東豪／弼聖／秉成

發 行 人／江媛珍
法 律 顧 問／第一國際法律事務所 余淑杏律師・北辰著作權事務所 蕭雄淋律師
出　　　版／台灣廣廈有聲圖書有限公司
　　　　　　地址：新北市235中和區中山路二段359巷7號2樓
　　　　　　電話：（886）2-2225-5777・傳真：（886）2-2225-8052

行企研發中心總監／陳冠蒨
整合行銷組／陳宜鈴
媒體公關組／徐毓庭
綜合業務組／何欣穎
　　　　　　地址：新北市234永和區中和路345號18樓之2
　　　　　　電話：（886）2-2922-8181・傳真：（886）2-2929-5132

代理印務・全球總經銷／知遠文化事業有限公司
　　　　　　地址：新北市222深坑區北深路三段155巷25號5樓
　　　　　　電話：（886）2-2664-8800・傳真：（886）2-2664-8801
　　　　　　網址：www.booknews.com.tw（博訊書網）
郵 政 劃 撥／劃撥帳號：18836722
　　　　　　劃撥戶名：知遠文化事業有限公司（※單次購書金額未達500元，請另付60元郵資。）

■ 出版日期：2018年10月
ISBN：978-986-130-400-7